成人压疮
预测和预防实践指南

● 主编 蒋琪霞 刘云

东南大学出版社
·南京·

图书在版编目(CIP)数据

成人压疮预测和预防实践指南/蒋琪霞,刘云主编.
南京:东南大学出版社,2009.5
ISBN 978-7-5641-1680-4

Ⅰ.成… Ⅱ.①蒋 …②刘 … Ⅲ.压疮—预防(卫生)—
指南 Ⅳ.R632.1-62

中国版本图书馆 CIP 数据核字(2009)第 078615 号

成人压疮预测和预防实践指南

出版发行	东南大学出版社	
社　　址	南京市四牌楼 2 号(邮编:210096)	
出 版 人	江　汉	
责任编辑	张　慧	
网　　址	http://press.seu.edu.cn	
编辑邮箱	editorzhang@126.com	
经　　销	全国各地新华书店	
印　　刷	扬州鑫华印刷有限公司	
开　　本	787mm×1092mm　1/16	
印　　张	10.75	
字　　数	222 千字	
版　　次	2009 年 6 月第 1 版第 1 次印刷	
印　　次	2009 年 6 月第 1 版第 1 次印刷	
印　　数	1~5000	
书　　号	ISBN 978-7-5641-1680-4	
定　　价	60.00 元	

List

编委会名单

CONTENTS

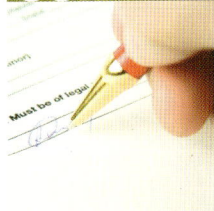

《成人压疮预测和预防实践指南》制定说明

一、指南产生的背景

压疮(pressure ulcer)是卧床和老年患者的一个灾难性合并症,以复杂、难以愈合的慢性伤口为临床特征。在全球不同的健康保健机构,压疮都是一个主要问题,特别是在 ICU,压疮是一个常见的、花费很高的健康问题,持续地影响着患者的健康状况、生活质量以及健康保健资源和医疗费用。据估计,美国每年用于压疮的医疗费用大约为 85 亿美元(Bergstrom,et al,1992),治疗单处压疮的费用由于患病个体不同和过程漫长复杂而难以预计,预防压疮被公认为最经济的举措并成为全球热点研究的课题(Leiws,et al,2007)。2008 年 4 月 4～6 日在美国芝加哥召开论坛会,由18 名国际各领域知名专家组成一个专家组,专家组成员包括临床医护人员、照顾者、医学研究人员、法律专家、学术研究人员和专业组织的领导者。该专家组讨论制订了生命终末期皮肤改变(skin changes at life's of end,SCALE)的一致性陈述文件,并且指出,并不是所有的压疮都能够预防,当前人们对发生于终末期复杂的皮肤改变认识有限,需要进行研究和形成专家的一致性意见,重在将知识转化为实践去改善患者的生活质量(2008 SCALE Expert Panel,2008)。

最新资料显示,住院病人中Ⅱ度以上压疮的发生率为 3%～12%,脊髓损伤患者的发生率在 25%～85%,且 8% 与死亡相关。在住院老年患者中,压疮发生率为10%～25%,发生压疮的老年患者较无压疮的老年患者死亡率增加了 6 倍(Schoonhoven et al,2007),现患率为 16.2%～30%(Shahin,et al,2008)。而目前临床现状是很多国家和地区的护士预防压疮知识缺乏,所采取的护理措施不一致,甚至使用了无效或错误的方法,影响了预防效果(Hulsenboom,et al,2007;Ozdemi,et al,2008)。为了提高护士的压疮预防知识和规范护士预防护理的行为,以改善压疮预防的效果,各国都根据国情制定了相应的预防指南并加以实施。临床指南是建立在研究和实践之间的桥梁,提供了一个复习压疮护理循证依据的系统方法(Elizabeth,et al,2007)。

南京军区南京总医院于2004年9月成立了伤口护理中心,经过2年多的临床实践,于2007年由伤口护理中心、全院压疮发生高危科室护士长和骨干护士共同组成了伤口护理小组,以护理部主任为总监、国际造口治疗师(Enterostomal Therapist,ET)为督导,制定了《压疮预测和预防实践指南》(试行版),并以小组工作模式在全院推行,每月现场调研压疮发生率和现患率,增强了全院护士主动预防压疮的意识,表现在对卧床患者能及早正确采用 Braden 计分评估危险和筛查危险者,对压疮发生高度危险者及时报告科室护士长和伤口护理小组,与患者家属沟通,采取规范的预防措施,定期评价效果等。为改进效果,推广应用,更好地为预防压疮提供实践指导,在获得初步资料的基础上,成立了成人压疮预测和预防实践指南制定小组(以下简称指南制定小组),进行指南的修订。

二、指南的目的

指南制定小组经过讨论所制定的《成人压疮预测和预防实践指南》(2009 修订版,以下简称本指南)的目的是:

(1)推行压疮预警管理理念,提高医护人员和患者及家属对压疮的认识,主动参与压疮预防,以改善预防效果。

(2)指导护士正确使用危险评估工具,及时辨别有发生压疮危险的患者,并采取正确有效的方法预防压疮的发生。

(3)指导护士和家属正确选择和使用减压床及减压垫,增加受力面积,降低单位面积皮肤所承受的压力。

(4)指导护士、患者和家属采取正确的翻身技术和恰当的体位,以保护患者对抗额外的压力、剪切力和摩擦力。

(5)指导护士、患者和家属采取恰当的营养摄入途径和方法改善营养状况,降低压疮的危险。

(6)采用一致性评价标准检查和评价压疮预防效果,在区域内进行规范和统一。

三、本指南的适用范围

本指南既适用于18岁以上任何年龄阶段的成年人,各个等级的综合性及专科治疗医院、康复性医院(或机构)、老人护理院、临终关怀院等住院患者,也适用于家庭中长期卧床的非住院患者。

四、参与制定本指南人员的代表性

指南制定小组由9人组成,分别为:从事护理管理和肾脏病患者护理与研究的主任护师1名;从事压疮护理和研究18年的副主任护师/国际造口治疗师1名(ET);从事心胸外科疾病、普通外科危重疾病、神经外科疾病、肿瘤科疾病患者的护理与管理的副主任护师各1名;从事骨科疾病、神经内科疾病患者的护理与管理的主管护师各 1 名;从事护理教育和护理研究的主管护师 1 名。其中,硕士学历 3 名,硕士在读 2 名,本科学历 4 名。无论是个人资历、经验和能力,还是专业能力与水平,均代表了医院和地区的水平。其从事的工作领域涵盖了临床护理、教学、研究和管理,并且在一起进行全院压疮预防工作 2 年(2007～2008 年),有一致的共识和广泛的学科代表性,符合多学科小组的理念和要求。指南在修订过程中与 50 名患者、100 名家属交谈并征询了意见,采用小组讨论会的形式征求全院内外科、老年科和 ICU 共 20 名护士长的意见,采用内容分解讨论的方式征询了全院内外科、老年科、ICU、急诊中心共计 20 名护士的意见。采用专家意见征询法(delphi 法)征询了医院外科、内科、老年科 10 名医师的意见。最后请医院管理专家、医疗专家、统计学专家、护理专家进行质量审查,根据审查结果再次修改,符合指南质量评审最佳标准(陈君超等,2007)。

五、指南收集证据和综合证据的过程

1. 文献回顾(收集证据)

参照美国压疮专家组(National Pressure Ulcer Advisory Panel,NPUAP)的成人压疮预测和预防指南(Bergstrom,et al,1992;2008)、欧洲压疮专家组(European Pressure Ulcer Advisory Panel,EPUAP)的压疮预测和预防指南(EPUAP,1998;2008)、新加坡医疗研究和质量处(AHRQ)的成人压疮预测和预防指南(MOH Nursing Clinical Guideline,2001)。复习了以往已发表的有关压疮预防的文献和证据,利用的在线资源包括:MEDLINE、EMBASE、CINAHL、Pub Med 网站、NPUAP 网站、EPUAP 网站。

2. 证据评估

世界伤口愈合联合会 2008 年多伦多会议联合主席 Elizabeth 和多伦多大学公共健康医学系教授 R. Gary 联合撰文指出:在某些情况下,随机对照研究(RCT)已经成为研究的金标准,Cochrane 小组已经形成了一些公认的 RCT 文献综述,但也有人认为 RCT 仅仅是循证依据的一种类型,建议将专家意见(通过实践总结得出的临床经验)和患者的意愿以及科学循证证据(包括以患者为中心的临床研究和 RCT)作为循证医学的依据(Elizabeth,et al,2007)。

指南制定小组综合了专家建议,采用了结构式的程序,按此流程评估证据:分析研究设计(包括样本量、测量方法、内部可靠性、外部可靠性、结论可靠性)→分析不同来源研究结果的一致性→分析资源的局限性→分析执行的可行性→考虑患者的意愿→根据证据水平区分建议级别(图 1)。

第二章

压疮基本概念的更新

压疮的基本概念包括压疮的定义、临床特征、分期、现患率和发生率、危险因素和病原学等。随着对压疮研究的深入,近年来其基本概念得到了更新。

第一节　压疮的最新定义和分期

一、压疮的定义

文献回顾表明,压疮的绝大多数定义包括压疮的原因和部位。新加坡卫生部压疮预测和预防临床护理实践指南工作组 2001 年将压疮定义为:"由于切割、摩擦和压迫骨性隆起而造成的局部皮肤、肌肉和肌肉下层组织的损坏。"2007 年美国国家压疮专家组(NPUAP)将压疮的定义更新为:"压疮是皮肤或皮下组织由于压力、剪切力或摩擦力而导致的皮肤、肌肉和皮下组织的局限性损伤,常发生在骨隆突处。有很多相关因素或影响因素与压疮有关。但这些因素对压疮发生的重要性仍有待于探索(NPUAP,2007)。"

分析更新的定义,压力、剪切力或摩擦力的联合作用是形成压疮的主要原因已得到确认,即所谓的"三力合说"。主要受累部位是骨隆突处,更新的定义有助于我们将骨隆突处的剪切伤和摩擦伤也归类于压疮,之前主要将受压归类于压疮,这也是压疮被低估的一个原因。在临床护理中我们会遇到各种压疮患者,特别是在非受压部位出现的压疮,我们应该更加关注对剪切力和摩擦力的干预,而不应将注意力集中在是否为压疮的讨论上。创伤一旦形成,重要的是采取有效的对策处理。对不明确的因素建议在积极有效的处理中密切观察。

二、临床特征

大多数研究支持压疮的临床特征为:①无痛;②边缘硬而干燥,轮廓常呈圆形或火山口状;③从表皮扩延到皮下及深部组织,有潜行或窦道,不易充分引流;④分布于溃疡床的肉芽组织常呈灰白色,伴继发感染时有恶臭分泌物或脓性分泌物流出,穿入深部组织,使肌腱和骨膜出现炎性改变、增厚、硬化,并可破坏其骨质及关节(蒋琪霞,2007)。

三、压疮的分期

指南制定小组参照 EPUAP 的压疮分级系统和 NPUAP 更新的分级系统,并参考了相关的研究文献来评估其对临床压疮分期的实用性。NPUAP 更新的分期如下(NPUAP,2007):

1. 组织损伤的可疑深度

皮下软组织受到压力或剪切力的损害,局部皮肤完整但可出现颜色改变如紫色或褐红色,或导致充血的水疱,与周围组织比较,这些受损区域的软组织可能有疼痛、硬块、有黏糊状的渗出、潮湿、发热或冰冷。

进一步描述:在肤色较深部位,深部组织损伤可能难以检测出。厚壁水疱覆盖下的组织损伤情况会更严重,可能进一步发展,形成薄的焦痂覆盖,这时即使辅以最适合的治疗,病变也仍会迅速发展,暴露多层皮下组织(图 2-1~图 2-4)。

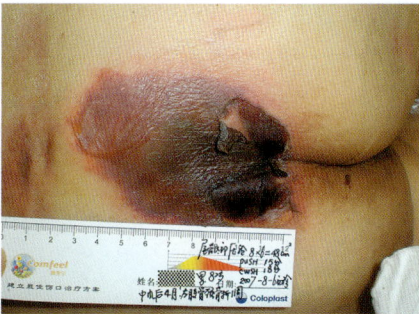

图 2-1 尾骶部紫褐色可疑
深部损伤实例

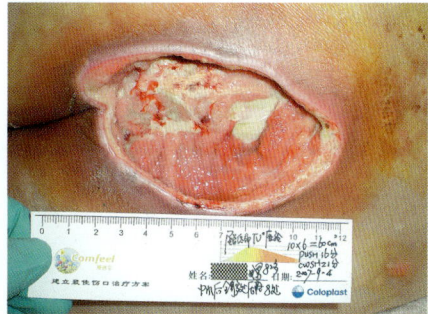

图 2-2 清创后肌腱和尾骨外露
(Ⅳ期压疮)实例

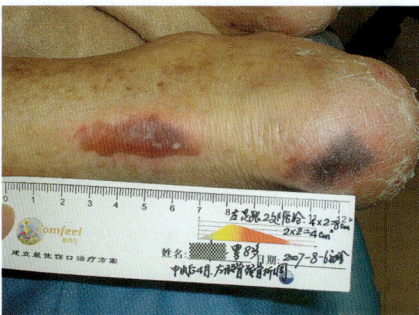

图 2-3 足跟部紫色和水疱处理前
实例

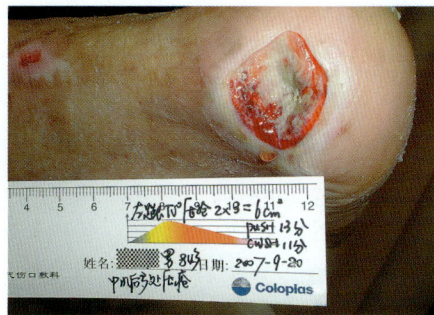

图 2-4 清创后为Ⅲ期(上)和
Ⅳ期压疮(下)实例

特别说明:可疑深度的压疮须在完成清创后才能准确分期。

9

2. Ⅰ期压疮

在骨隆突处皮肤出现压之不褪色的局限红斑,但皮肤完整。深色皮肤可能没有明显的苍白改变,但其颜色可能和周围的皮肤不同。

进一步描述:发红部位有疼痛、变硬、表面变软,与周围组织相比,皮肤发热或冰凉。第Ⅰ期对于肤色较深的个体可能难以鉴别,但显示个体处于压疮发生的危险中(图2-5~图2-8)。

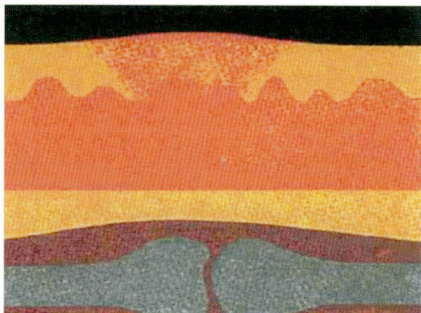

图2-5　Ⅰ期压疮剖面示意图

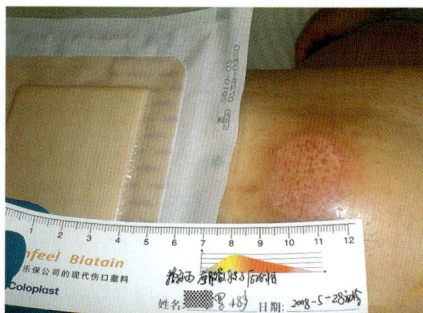

图2-6　糖尿病患者股骨大转子Ⅰ期
　　　　压疮(皮肤变色发热型)

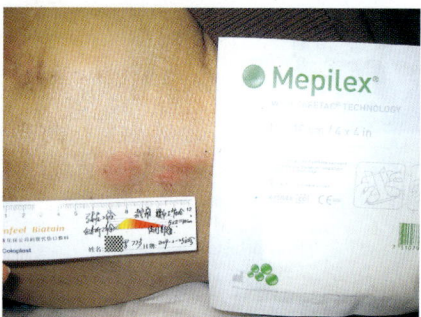

图2-7　截瘫患者脊柱Ⅰ期压疮
　　　　(发红型)

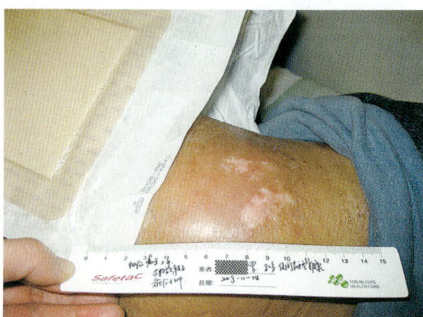

图2-8　痴呆者股骨大转子Ⅰ期压疮
　　　　(硬肿型)

特别说明:连续受压后当压力解除局部会出现反应性毛细血管充血而发红,在解除压力15 min后发红区会褪色恢复正常,此种情况应与Ⅰ期压疮鉴别。

3. Ⅱ期压疮

表皮和真皮缺失,在临床可表现为粉红色的擦伤、完整的或开放/破裂的充血性水疱或者表浅的溃疡。

进一步描述:表浅溃疡可表现为干燥或因充血水肿而呈现发亮但无组织脱落。此阶段不能描述为皮肤撕裂、胶原损伤、会阴部皮炎、浸渍或表皮脱落。如出现局部组织淤血肿胀,需考虑可能有深部组织损伤(图2-9~图2-12)。

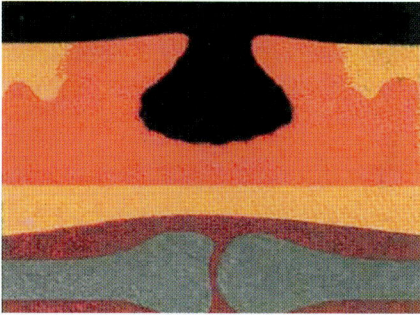

图2-9　Ⅱ期压疮组织受损剖面
　　　　示意图

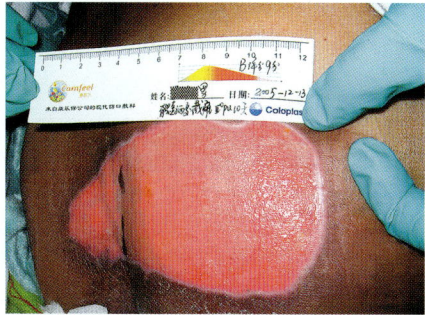

图2-10　截瘫者尾骶部Ⅱ期压疮
　　　　　（充血水肿）

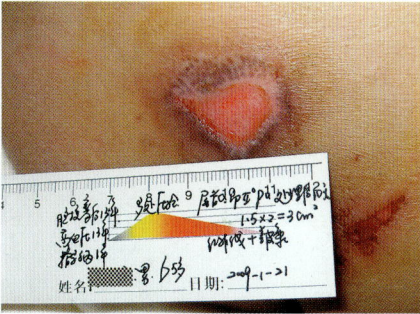

图2-11　卒中者尾骶部Ⅱ期压疮
　　　　　（干燥的表浅溃疡）

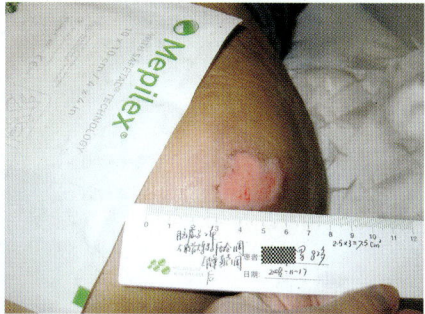

图2-12　痴呆者股骨大转子Ⅱ期压疮
　　　　　（粉红擦伤）

4. Ⅲ期压疮

全层伤口，失去全层皮肤组织，除了骨、肌腱或肌肉尚未暴露外，可见皮下组织。有坏死组织脱落，但坏死组织的深度不太明确。可能有潜行和窦道。

进一步描述：第Ⅲ期压疮的深度随解剖位置的不同而变化。鼻梁、耳、枕部和踝部没有皮下组织，因此，这些部位的Ⅲ期压疮可能是表浅的。相比之下，脂肪明显过多的区域Ⅲ期压疮可能非常深，但未见或不能触及骨和肌腱（图2-13～图2-18）。

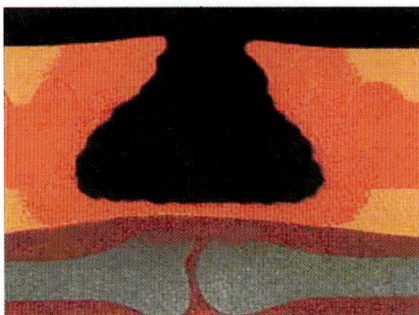

图 2-13　Ⅲ期压疮组织受损剖面
示意图

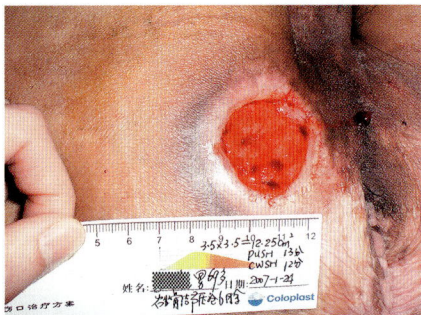

图 2-14　卒中者坐骨结节Ⅲ期压疮
6月余

特别说明 1：足跟、耳后等部位皮下组织少或无皮下组织，Ⅲ期压疮也可表现为表浅溃疡，如图 2-13、图 2-14 所示。

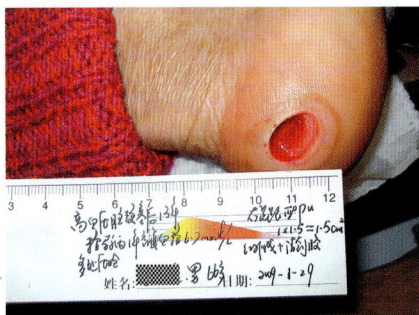

图 2-15　卒中者足跟Ⅲ期压疮
1个月

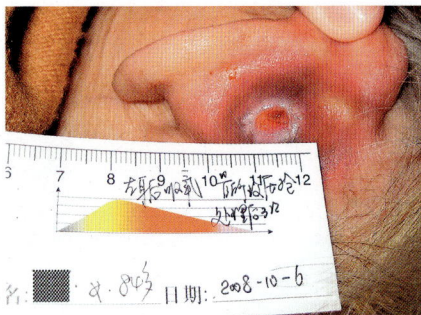

图 2-16　高龄痴呆者耳后Ⅲ期压疮
1月余

特别说明 2：坏死组织或腐肉覆盖会影响对分期的准确判断，需在清创后进行分期。

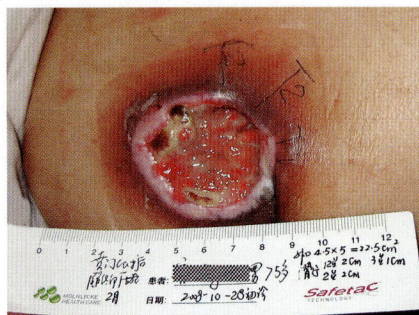

图 2-17　肿瘤患者臀部Ⅲ期压疮
清创前

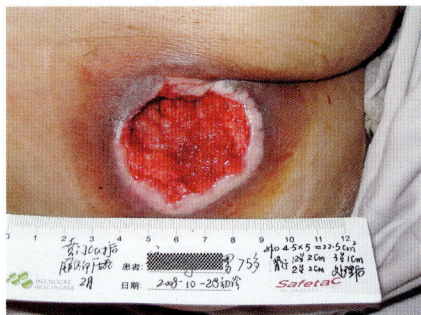

图 2-18　肿瘤患者臀部Ⅲ期压疮
清创后

5. **Ⅳ期压疮**

全层伤口,失去全层皮肤组织伴骨、肌腱或肌肉外露。局部可出现坏死组织脱落或焦**痂面**。 通常有潜行和窦道。

进一步描述:第Ⅳ期压疮的深度随解剖位置的不同而有变化。鼻梁、耳、枕部和踝部没**有皮下组织**,所以溃疡比较表浅。第Ⅳ期溃疡可延伸至肌肉和(或)支撑结构(例如:**筋膜**、肌腱或关节囊),可导致骨髓炎。可以看见或直接触摸到外露的骨或肌腱(图2—19~图2-22)。

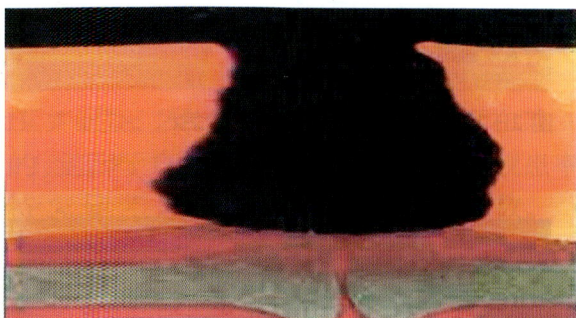

图2—19 Ⅳ期压疮组织受损剖面示意图

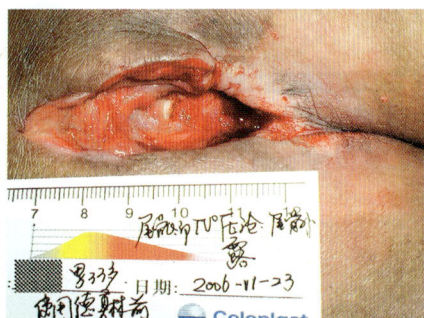

图2-20 截瘫者尾骶部Ⅳ期压疮(尾骨外露坏死)

特别说明:足跟、足部等皮下组织缺乏,即使溃疡表浅,也会累及肌肉和肌腱,应评估为**Ⅳ**期压疮,如图2-19、图2-20所示。

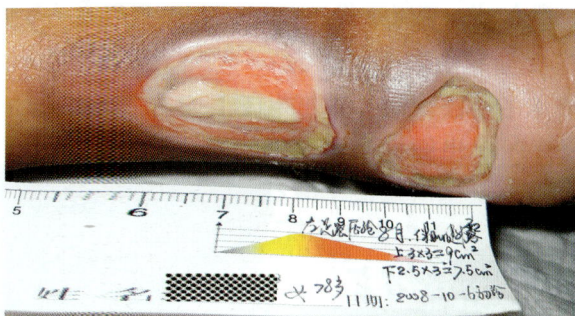

图2—21 骨折后足跟部Ⅳ期压疮(肌腱外露伴坏死)

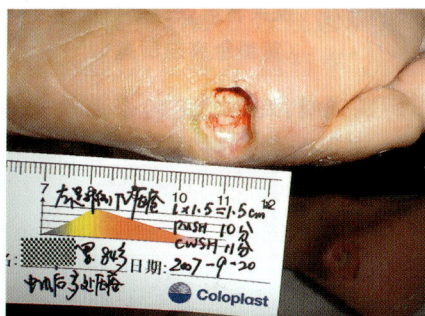

图2-22 卒中者足外侧Ⅳ期压疮(肌腱外露)

6. **难以分期的压疮**

全层伤口,失去全层皮肤组织,溃疡的底部腐痂(黄色、黄褐色、灰色、绿色和褐色)和(或)痂皮(黄褐色、褐色或黑色)覆盖。

进一步描述:只有腐痂或痂皮充分去除,才能确定真正的深度和分期。如果踝

十一、术前和术中预防手术患者发生压疮的护理流程

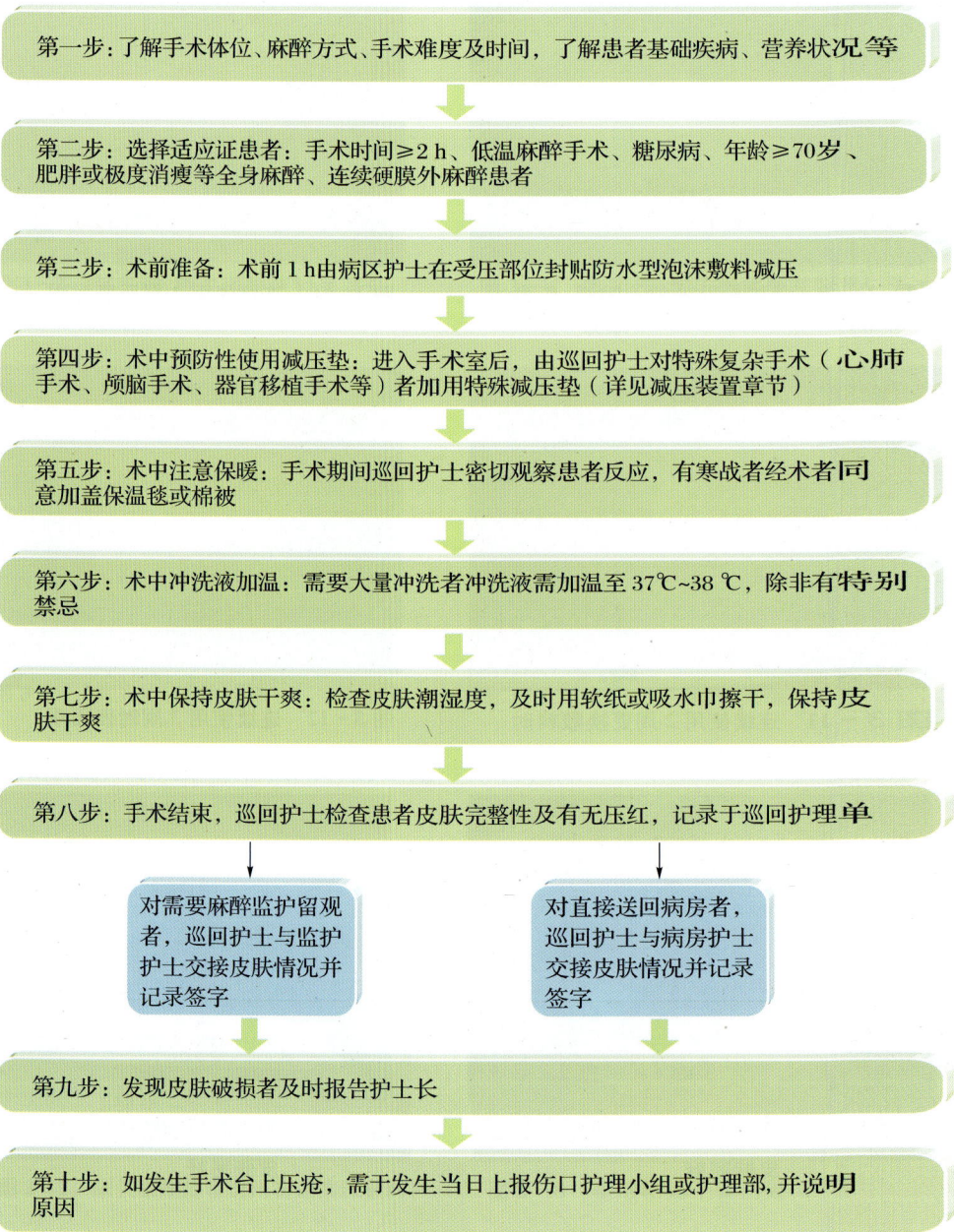

第一步：了解手术体位、麻醉方式、手术难度及时间，了解患者基础疾病、营养状况等

第二步：选择适应证患者：手术时间≥2 h、低温麻醉手术、糖尿病、年龄≥70岁、肥胖或极度消瘦等全身麻醉、连续硬膜外麻醉患者

第三步：术前准备：术前1 h由病区护士在受压部位封贴防水型泡沫敷料减压

第四步：术中预防性使用减压垫：进入手术室后，由巡回护士对特殊复杂手术（心肺手术、颅脑手术、器官移植手术等）者加用特殊减压垫（详见减压装置章节）

第五步：术中注意保暖：手术期间巡回护士密切观察患者反应，有寒战者经术者同意加盖保温毯或棉被

第六步：术中冲洗液加温：需要大量冲洗者冲洗液需加温至37℃~38℃，除非有特别禁忌

第七步：术中保持皮肤干爽：检查皮肤潮湿度，及时用软纸或吸水巾擦干，保持皮肤干爽

第八步：手术结束，巡回护士检查患者皮肤完整性及有无压红，记录于巡回护理单

对需要麻醉监护留观者，巡回护士与监护护士交接皮肤情况并记录签字

对直接送回病房者，巡回护士与病房护士交接皮肤情况并记录签字

第九步：发现皮肤破损者及时报告护士长

第十步：如发生手术台上压疮，需于发生当日上报伤口护理小组或护理部，并说明原因

5. Ⅳ期压疮

全层伤口,失去全层皮肤组织伴骨、肌腱或肌肉外露。局部可出现坏死组织脱落或焦痂。通常有潜行和窦道。

进一步描述:第Ⅳ期压疮的深度随解剖位置的不同而有变化。鼻梁、耳、枕部和踝部没有皮下组织,所以溃疡比较表浅。第Ⅳ期溃疡可延伸至肌肉和(或)支撑结构(例如:筋膜、肌腱或关节囊),可导致骨髓炎。可以看见或直接触摸到外露的骨或肌腱(图2-19~图2-22)。

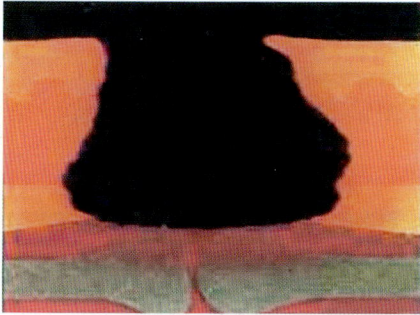

图2-19　Ⅳ期压疮组织受损剖面示意图

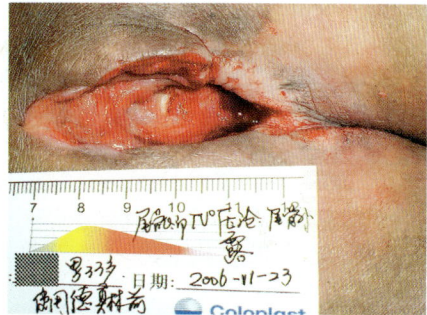

图2-20　截瘫者尾骶部Ⅳ期压疮(尾骨外露坏死)

特别说明:足跟、足部等皮下组织缺乏,即使溃疡表浅,也会累及肌肉和肌腱,应评估为Ⅳ期压疮,如图2-19、图2-20所示。

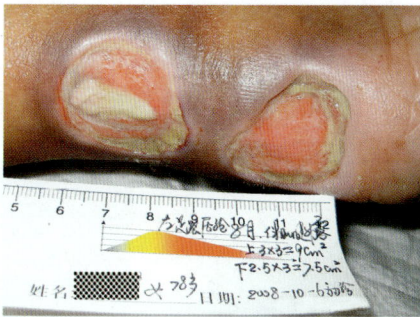

图2-21　骨折后足跟部Ⅳ期压疮(肌腱外露伴坏死)

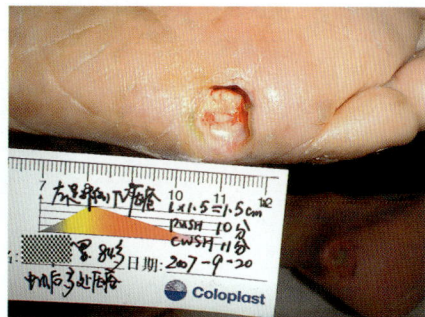

图2-22　卒中者足外侧Ⅳ期压疮(肌腱外露)

6. 难以分期的压疮

全层伤口,失去全层皮肤组织,溃疡的底部腐痂(黄色、黄褐色、灰色、绿色和褐色)和(或)痂皮(黄褐色、褐色或黑色)覆盖。

进一步描述:只有腐痂或痂皮充分去除,才能确定真正的深度和分期。如果踝部或足跟的焦痂是稳定的(干燥、黏附牢固、完整,且无发红或波动),可以作为身体自然的(或生物学的)屏障,不应去除(图 2-23～图 2-28)。

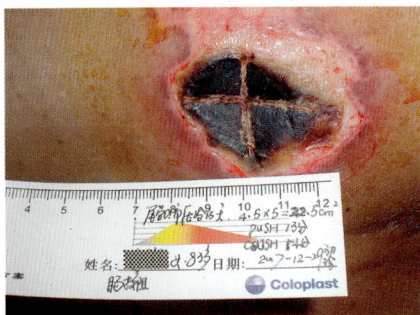

图 2-23　卒中者尾骶部难以分期的
　　　　　压疮(黑痂覆盖)

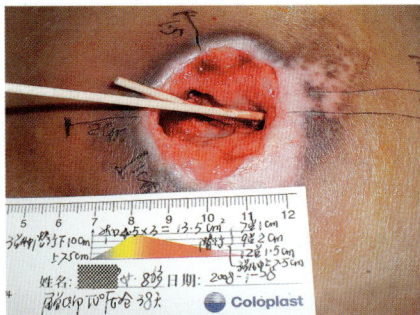

图 2-24　清创 1 个月后评估为
　　　　　Ⅳ期压疮

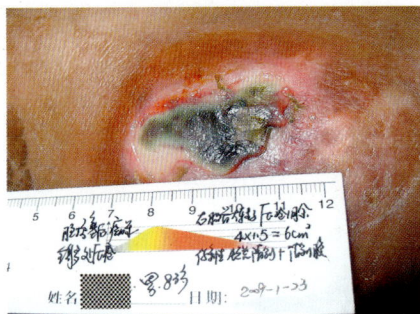

图 2-25　痴呆者难以分期的压疮
　　　　　(黄绿色腐痂覆盖)

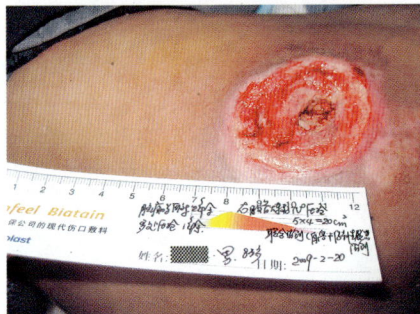

图 2-26　清创后 40 天评估为Ⅳ期压疮

特别说明:足部稳定的干痂作为生物屏障不予去除,如图 2-27、图 2-28 所示。

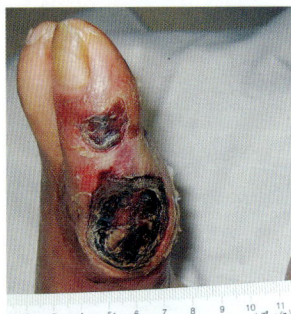

图 2-27　足趾稳定的干痂
　　　　　保留 2 月余

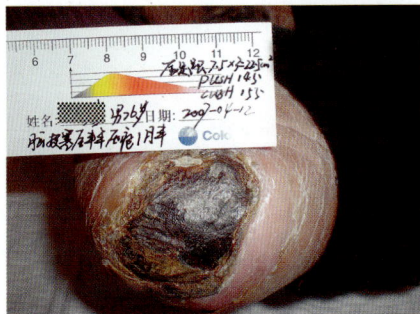

图 2-28　足跟稳定的干痂保留 45 天

　　NPUAP 基于现有的研究和数百名来自全美临床、教育和研究领域的专家意见所更新的压疮定义和分期，更加精确、清楚、简洁、实用，在此更新的系统中，深部组织受损也增加为一种明确的压疮(Black,et al,2007)。指南制定小组讨论认为，最新的压疮分期比原来的分期(教科书和文献)描述得更加清楚、客观，便于护士识别。2007 年以来多本国际杂志发表了 NPUAP 更新的压疮定义和分期(Black et al，2007；Daniel,2008)，有较高的学术价值和影响力，建议临床护士学习并使用此分期标准以推动我国护理的标准化和国际化(证据水平＝GPP)。

第二节　压疮发生率和现患率概念

　　压疮发生率(incidence)表示在某一特定时期内，在可能发生压疮的特定人群中查出的新的病例数；压疮患病率(现患率)(prevalence)表示某时点检查时可能发生压疮的特定人群中现患病的病例总数。

　　计算公式：

$$压疮发生率 = \frac{特定时期压疮新发病例数}{特定人群病例数} \times 100\%$$

$$压疮现患率 = \frac{特定时期压疮现患病例总数}{特定人群病例数} \times 100\%$$

　　例如，2008 年 12 月每周一次现场调查某医院住院患者总人数 1 490 例，压疮新出现例数 9 例，则该医院 2008 年 12 月住院患者中的压疮发生率为：9÷1 490×100％＝0.60％。同期内检查发现还有院外带入和 11 月留下的压疮患者 11 例，压疮总例数为 9＋11＝20 例，则该医院 2008 年 12 月住院患者中压疮现患率为：20÷1 490×100％＝1.34％。现患率反映了压疮的流行趋势，也称为"流行率"。发生率则反映了某一时间节点干预与否和干预是否有效的结果，常被用来检验医护质量。

　　国外对压疮发生率和现患率的调研从未中断，近年来有规模的调研有：美国国家健康统计中心和华盛顿州卫生系进行的一项为期 14 年的研究(1987～2000 年)报告，原发诊断的压疮发生率为每 10 万人口 34.5 人(0.035％)，继发诊断的压疮发生率为每 10 万人口 71.6 人(0.072％)。所谓原发诊断的压疮是指入院诊断为压疮者；继发诊断的压疮指入院诊断是其他疾病，住院后出现了压疮者(Scott et al,2006)。可以理解为院内压疮发生率为 0.072％，院内压疮现患率为 0.107％(两者之和)。英国东约克郡 2007 年调研此区域压疮现患率为 17.4％(Srinivasaiah,et al,2007)。ICU 患者中的压疮现患率 2002～2005 年为 30％，2006 年为 16.2％(Shahin,et al,2008)。文献综述系统评估 2000～2005 年欧洲国家 ICU 患者压疮现患率为丹麦 4％，德国 49％；压疮的发生率丹麦为 3.8％，德国为 12.4％(Weng,2008)。在美国北加利福尼亚中部急性病治疗医院中，2004 年医院获得性足跟压疮的发生率是

15

13.5%,2006 为 13.8%（McElhinny,2008）。荷兰在一所 530 张床位的综合性医院和 1 042 张床位的教学医院中进行了一项 1 431 例患者参与的前瞻性队列研究,这些患者于 1999 年 1 月至 2000 年 6 月在外科、内科、神经科和老年科住院超过 5 天,研究期间接受观察评估每周 1 次直到压疮发生、出院或持续观察 12 周。根据 EPUAP 分级标准判断住院期间Ⅱ期以上的压疮发生,结果显示:每周Ⅱ期以上压疮发生率为 2%～6%,发生率最高的是外科患者（每周 8%）,最低的是老年科和神经科患者（每周 2%）。每周现患率为 12.8%～20.3%。研究认为,荷兰住院患者有较高的压疮发生率和现患率,以入院的第 1 周为高发,建议此阶段应严密监测（Schoonhoven,et al,2007）。在神经功能受损的患者中研究发现入院 2 周内压疮发生率为 47%（Sae-Sia,et al,2005）。

　　长期以来,国内对压疮发生率和现患率的概念不清导致结果描述不准确,受传统观念的影响,造成压疮的低估、低报或漏报现象十分普遍,因此,迄今尚缺乏压疮发生率和现患率的多中心、大样本的调研资料。为了制定符合临床实际的压疮预防临床实践指南,指南制定小组从 2007 年 12 月至 2008 年 11 月在 1 600 张床位的三级甲等综合性医院进行了为期 1 年的压疮发生率和现患率的调研。调研方法采取每月一次的现场横截面调查,在规定的时间点内调研院内压疮的发生率和现患率,结果表明:1 年中共调研住院患者 16 005 例次,其中危重患者 1 223 例次,占调研总人数的 7.6%;使用压疮危险评估计分表预测评分 1 786 例次,占 11.2%;减压床垫使用 1 583 例次。住院患者中压疮现患率平均为 0.79%;院内压疮发生率平均为 0.53%,从数据看高于美国低于英国和欧洲各国,但尚需在地区内或国内进一步扩大调研范围,以获得院内压疮现患率和发生率的准确数据。

　　分析国内外调研现状,指南制定小组认为:现患率和发生率在特定时点的调研结果能够用于预测压疮的流行趋势和评价压疮的预防效果,医院应该建立监控系统,定期定点调研住院患者的现患率和发生率,对质量监控和管理部门制定相关策略有实际的指导意义（证据水平＝GPP）。

第三节　压疮发生的危险因素最新分析

　　压疮是多因素相互作用的结果,可分为外源性、内源性因素。外源性因素产生于软组织上的机械力,包括压力、剪切力及摩擦力。内源性因素决定于软组织对机械力的敏感性,包括营养不良、贫血、大小便失禁及感染等。最新研究的压疮发生危险因素更加详细地说明了哪些患者或患者在哪些情况下易患压疮,见表 1-1（Daniel,2008）。

表 2－1 压疮发生的危险因素

分类	危险因素名称	包括的症状、体征或疾病	干预者及其角色作用
内源性因素	1. 移动能力受限	脊髓损伤 脑血管意外 进展性神经功能失调（帕金森综合征、Alzheimer 病、多发性硬化症） 外周血管疾病 疼痛 骨折 手术后 昏迷或镇静 肌肉萎缩	医师治疗原发病 护士协助翻身、活动、减压、疾病护理
	2. 营养不良	贫血 脱水 牙齿功能不良 饮食限制 嗅觉或味觉减退 食物摄入不足或食物缺乏	医师纠正不良因素、给予营养支持治疗 护士进行饮食指导和营养支持护理
	3. 合并症	糖尿病 抑郁症或心理疾病 血管炎或其他胶原疾病 免疫缺陷或使用糖皮质激素治疗 充血性心力衰竭 终末期肾病 慢性阻塞性肺病 恶性肿瘤 痴呆 疼痛感觉减退	医师使用药物治疗，使合并症控制良好 护士观察病情变化，做好心理护理
	4. 衰老的皮肤	失去弹性 皮肤血流下降 皮肤 pH 值改变 皮下脂肪丧失 皮肤—表皮血流量下降	医师使用药物治疗以改善皮肤血流和抗衰老 护士做好皮肤护理

17

续表 2 - 1

分类	危险因素名称	包括的症状、体征或疾病	干预者及其角色作用
外源性因素	1. 压力	坚硬的表面(床、轮椅等)	护士实施减压措施(定时翻身,使用减压床垫和减压敷料)
	2. 摩擦力	在表面拖拉或身体下滑	护士为患者使用有效翻身技巧,避免摩擦力的产生
	3. 剪切力	骨突部位肌肉运动移位	护士为患者采用有效体位,避免剪切力的产生
	4. 潮湿	尿或便失禁 大汗淋漓 伤口引流液	护士使用温水和中性浴液为患者勤擦洗,勤更换衣裤、床单被套,使用皮肤保护剂,特别是对频繁受刺激的皮肤需要定时使用皮肤保护剂

指南制定小组认为,护士必须全面评估有上述危险因素的患者,分别采取措施。对于内源性因素,应与医师共同讨论如何控制,配合医师将危险程度降至最低;对于外源性因素,护士有责任主动采取有效的措施,避免对患者产生危害,而且需要动态评估,根据结果动态调整(建议水平=GPP)。

(蒋琪霞)

第四节　压疮发生的病原学

压疮发生的主要外源性因素是直接作用于组织表面的压力,伴有摩擦力和剪切力时则形成"三力合说",组织受损范围和程度将会加大、加重(Daniel,2008)。

压力分布:压力指垂直作用于单位皮肤面积上的力。有人测量了坐位或卧位(仰卧)时对机体皮肤的压力数值,仰卧位时枕骨、脊柱、骶骨及足跟等突出部位压力较高,足以引起组织缺血。日本老年人尾骶部组织耐受压力的最大值为 40 ～ 50 mmHg。坐位时坐骨结节上的压力高达 299 mmHg,所以截瘫患者长期坐轮椅时极易在坐骨结节处发生压疮(Sugama, et al, 2002)。为什么骨隆突处易发生压疮呢? 因为这些隆突被体表皮肤封闭而皮下脂肪垫及肌肉垫很少,身体的重量集中在很小的支持面上,受压的软组织上产生高度的应力集中,因而时间越长,受压部位的血液流变学改变越剧烈,组织极容易坏死(如图 2 - 29、图2 - 30)。

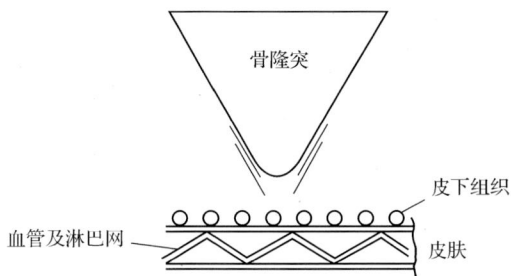

图 2-29 骨隆突处受压示意图

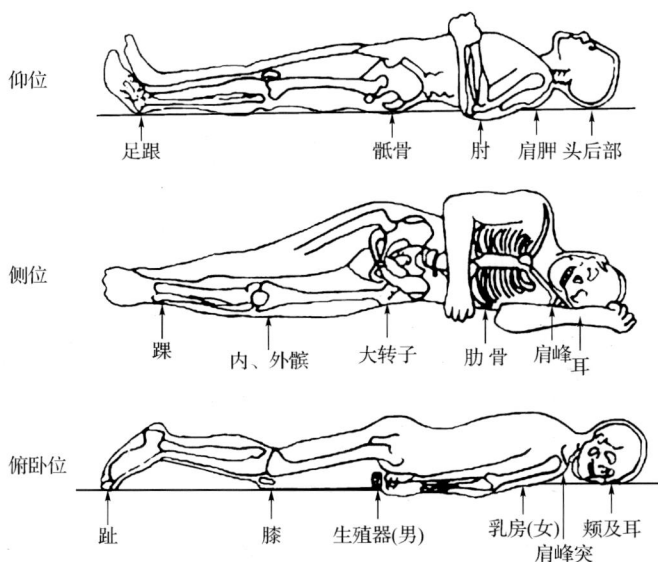

图 2-30 各种卧位的主要受压部位示意图

压力—时间关系：在检查受压部位时必须考虑到持续时间与强度两方面的关系。有人发现，长期维持低压力比短期内高压力更易损伤皮肤组织，因此要重视长期卧床者局部所受的低压力压迫。

剪切力：当抬高床头时，病人骨架向下滑动，而骶骨皮肤与原位停留的床上物相贴、摩擦、牵拉，深部筋膜与骨骼向下滑动，而浅筋膜与真皮附着，这就产生了牵张而致筋膜下及肌肉内穿出供应皮肤的血管牵拉、痉挛或撕脱，结果大大损害了皮肤下的血供，形成剪切性溃疡。在临床可见的压疮特征：口小底大和形成潜行的伤口大多与剪切力有关，所以剪切力造成的严重伤害早期不易被发现。指南小组强调对于瘫痪特别是截瘫、痴呆、体质虚弱等患者需要特别注意检查尾骶部，左右股骨大转子区因为剪切力造成严重的剪切伤通常发生于此部位（如图 2-31、图 2-32）。

压疮危险实践指南章节。

（蒋琪霞）

参 考 文 献

［1］EPUAP . Development of pressure ulcer prevention clinical guideline. 2008，1～5

［2］Daniel B，Ashkan J. Pressure ulcers：prevention，evaluation，and management. Am Fam Physician，2008，78(10)：1186～1194

［3］Shahin ES，Dassen T，Halfens RJ. Pressure ulcer prevalence and incidence in intensive care patients：a literature review. Nurs Crit Care，2008，13(2)：71～79

［4］Weng MH. The effect of protective treatment in reducing pressure ulcers for non-invasive ventilation patients. Intensive Crit Care Nurs，2008，24(5)：295～299

［5］McElhinny ML，Hooper C. Reducing hospital-acquired heel ulcer rates in an acute care facility：an evaluation of a nurse-driven performance improvement project. J Wound Ostomy Continence Nurs，2008，35(1)：79～83

［6］Baumgarten M，Margolis DJ，Localio AR，et al. Extrinsic risk factors for pressure ulcers early in the hospital stay：a nested case-control study. J Gerontol A Biol Sci Med Sci，2008，63(4)：408～413

［7］Shukla VK，Shkula D，Singh A，et al. Risk assessment for pressure ulcer：a hospital-based study. J Wound Ostomy Continence Nurs，2008，35(4)：407～411

［8］Smith BM，Guihan M. Factors predicting pressure ulcers in veterans with spinal cord injuries. Am J Phys Rehabil，2008，87(9)：750～757

［9］National Pressure Ulcer Advisory Panel. 2007 National Pressure Ulcer Staging Definition. Would Council of Enterostomal Therapists Journal，2007，27(3)：39

［10］Beeckman D，Schoonhoven L，Fletcher J，et al. EPUAP classification system for pressure ulcers：European reliability study . J Adv Nurs，2007，60(6)：682～691

［11］Duncan KD. Preventing pressure ulcers：the goal is zero. Joint Commission Journal on Quality of Patient Safety，2007，33(10)：605～610

［12］Black J，Baharestani M，Cuddigan J，et al. National Pressure Ulcer Advisory Panel's updated pressure ulcer staging system. Dermatol Nurs，2007，19(4)：343～349，350

［13］Srinivasaiah N，Dugdall H，Barrett S，et al. A point prevalence survey of wounds in north-east England. J Wound Care，2007，16(10)：413～416，418～419

［14］Schoonhoven L，Bousema MT，Buskens E，et al . The prevalence and incidence of pressure ulcers in hospitalized patients in the Netherlands：a prospective inception cohort study. Int J Nurs Stud，2007，44(6)：927～935

［15］Duncan KD. Preventing pressure ulcers：the goal is zero. Joint Commission Journal on Quality of Patient Safety，2007，33(10)：605～610

［16］Nixon J，Cranny G，Bond S. Skin alterations of intact skin and risk factors associated with pressure ulcer development in surgical patients：a cohort study. Int J Nurs Stud，2007，44 (5)：655～663

[17] Papanikolaou P，Lyne P，Anthony D. Risk assessment scales for pressure ulcers：a methodological review. Int J Nurs Stud，2007，44(2)：285～296

[18] Capon A，Pavoni N，Mastromattei A，et al. Pressure ulcer risk in long-term units：prevalence and associated factors. Journal of Advanced Nursing，2007，58(3)：263～272

[19] Apucu-Gunes U，Eser I. Non-blanchable erythema as an indicator for the need for pressure ulcer prevention：a randomized-controlled trial. J Clin Nurs，2007，16(2)：325～335

[20] Scott JR，Gibran NS，Engrave LH，et al. Incidence and characteristics of hospitalized patients with pressure ulcers：State of Washington，1987 to 2000. Plast Reconstr Surg，2006，117(2)：630～634

[21] Thomas DR. Prevention and treatment of pressure ulcers. J AM Med Dir ASSOC，2006，7 (1)：46～59

[22] Coorrea GI，Fuentes M，Gonzalez X，et al. Predictive factors for pressure ulcers in the ambulatory stage of spinal cord injury patients. Spinal-Cord，2006，44(12)：734～739

[23] Pancorb-Hidalgo PL，Garcia-Fernandez FP，Lopez-Medina IM，et al. Risk assessment scales for pressure ulcer prevention：a systematic review. J Adv Nurs，2006，54(1)：94～110

[24] Sae-Sia W，Wipke-Tevis DD，Williams DA. Elevated sacral skin temperature（T(s)）：a risk factor for pressure ulcer development in hospitalized neurologically impaired Thai patients. Applied Nursing Research，2005，18(1)：29～35

[25] Stratton RJ，Ek AC，Engfer M，et al. Enteral nutritional support in prevention and treatment of pressure ulcers：a systematic review and meta-analysis. Ageing-Res-Rev，2005，4(3)：422 ～450

[26] Sugama J，Sanada H，Takahashi M. Reliabil ity and validity of a multi-pad pressure evaluator for pressure ulcer management. J Tissue Uiability，2002，12(4)：148～153

[27] Singapore Minister of Health. Prediction and prevention of pressure ulcers in adults. Singapore：Singapore Minister of Health，Mar 2001

[28] Bergsteom N，Braden B，Kemp M，et al. Predicting pressure ulcer risk：a multisite study of the predictive validity of the Braden scale. Nursing Research，1998，47(5)：261～269

[29] Harrison MB，Wells G，Fisher A，et al. Practice guidelines for the prediction and prevention of pressure ulcers：evaluating the evidence. Applied Nursing Research，1996，9(1)：9～17

[30] Langemo DK，Olson B，Hunter S，et al. Incidence and Prediction of pressure ulcers in five patient care settings. Decubitus，1991，4(3)：25～26，28，30

[31] 蒋琪霞等. 改良式湿性疗法治疗老年压疮的临床研究. 医学研究生学报，2007，20(11)：1182～1185

[32] 蒋琪霞等. 应用 Braden 计分表预测和预防压疮的护理研究. 中国实用护理杂志，2003，19 (11)：3～4

第三章

预防压疮的相关流程

压疮预防主要包括 2 步:①识别处于危险状态的患者;②对已经识别为处于危险的患者采取有效预防策略(Duncan,2007)。研究认为,有效的预防策略包括识别危险因素、降低压力作用、评估营养状态、避免过多的卧床休息和长期的坐位,以及保持皮肤的完整性(Thomas,2006;Duncan,2007)。近年来,流程管理被引入医院护理管理中,成为一种增效的管理方法而备受关注。2008 年,美国生命终末期皮肤改变专家组将皮肤护理目标定位为 4Ps,即预防(Prevention)、处理(Prescription)、维持(Preservation)和姑息(Palliative),并简化为 SOAPIE 记忆流程图(2008 SCALE Expert Panel,2008),因此,压疮预防的流程管理也势在必行。

第一节　流程及医院流程管理相关概念

一、流程的定义

"流程"在《现代汉语词典》中意为水流的路程。《牛津英语大词典》将流程定义为:一个或一系列连续有序的行动,这些行动以确定的方式发生或执行,导致特定结果的实现。美国 20 世纪 90 年代研究的"临床路径"就是一个按流程制定的多学科服务标准(陆会均等,2006)。Delphi 研究小组将流程定义为:对默认和外在知识的收集,从而达到流程的形成和执行(冯南等,2008)。ISO 9000 定义流程为:一组将输入转化为输出的相互关联或相互作用的活动,是为进行某项活动或过程所规定的途径(路径、方法、手段,张玉莲等,2008)。流程是有指向的工作流(workflow),流程中的活动都应该是增值的活动,而且都是深思熟虑的结果(黄艾舟,梅绍祖;2003)。

二、业务流程的概念及其再造和优化

业务流程是按照一定逻辑顺序连接起来的业务活动链,知识在业务流程实施中发挥着极为重要的作用(黄官伟,2007)。业务流程具有目标性、整体性、层次性、逻辑性和动态性五大特点。门诊流程、临床护理流程是医院核心业务流程。医院业务

流程优化和再造是医院提升医疗和管理品质、实现资源成本最小化、改善时效、提高效益的有力方法和途径。医院业务流程的优化和再造包括：①战略决策阶段：选择流程优化和再造的流程对象。②项目启动阶段：通知相关人员，成立再造小组；制定项目实施计划和预算；分析患者和外部相关组织的需求；设置流程创新的绩效目标。③流程诊断阶段：界定现有流程，分析现有流程存在的问题和瓶颈。④重新设计阶段：定义和分析新流程的需求；建立新流程的原型和设计方案；设计人力资源结构；分析和设计医院信息系统或对现有信息系统进行改进。⑤流程重建阶段：重组医院组织结构及其运行机制、人员培训、新旧流程切换。⑥监测评估阶段：评估新流程的绩效，进入持续改进阶段（胡祖斌等，2005）。业务流程的实施原则：采用系统思维，周密准备，终身学习，注重评价，以人为本，持续性改进，注重沟通（徐新等，2008）。

三、医院流程管理

1. 医院流程的内容　医院服务流程是医院向服务对象提供各种医疗及其相关服务的先后次序，各种疾病的诊疗流程和临床护理流程及临床路径都是诊疗流程的直接体现。诊疗流程由医务人员执行，直接影响工作效率和医疗质量（杨亚萍，2007）。包括行政管理流程、医疗服务流程和后勤保障流程。医疗服务流程是其核心流程，护理流程属于医疗服务流程，它将每项护理工作按照合理的程序组成一个环环相扣的工作过程。

2. 业务流程管理　流程管理的方法论是一个循环的、可持续的方法论。流程管理将成为环节护理质量控制的科学的指导方法。实施流程管理可加强护理风险管理意识和对风险的识别能力，最大限度地降低护理风险的发生率。引入流程管理可避免工作遗漏，提高患者的满意度。引入流程管理将会提高护理工作效率，促进护理质量持续改进。引入流程管理可促使临床带教工作规范化。只有建立安全、有序、高效的护理流程管理机制，环节质量才有保障，才能适应并促进医院全面协调的发展（张玉莲等，2008）。医院业务流程管理的实施程序：流程的突破性改良（设计医院流程、实施模拟分析、实施新流程）、渐进性流程改良（确定需要改良的关键流程、分析现有流程、改善流程、实施流程改良方案）。卓越的业务流程已成为医院的重要竞争力，流程管理将成为21世纪的主流管理思想（徐新等，2008）。

3. 流程管理与环节护理质量管理的关系　①目标的一致性：强调规范化、系统化和对过程的持续性改进及终末质量的不断提高。②理念的一致性：强调质量第一，把满足顾客的需求和超越顾客的期望作为组织追求的首要目标。③要求的一致性：质量不是检验出来的，而是在流程中产生的，即预防比纠正更重要。要求全员参与，正面强化，出现错误进行系统分析，查找原因，完善和再造流程。④组织结构的一致性：倡导以人为本的团队管理意识，共同对最终结果负责，注重工作绩效，合理分权、授权，组成流程型组织。⑤管理方法的一致性：分析工作特点，寻找核心流程，规范、优化和再造流程（张玉莲等，2008）。

第二节　预防压疮相关流程的形成及内容

指南制定小组在复习了大量流程管理文献的基础上，讨论制定了以下预防压疮的相关流程：

一、生命终末期皮肤护理 SOAPIE 记忆流程（4Ps）

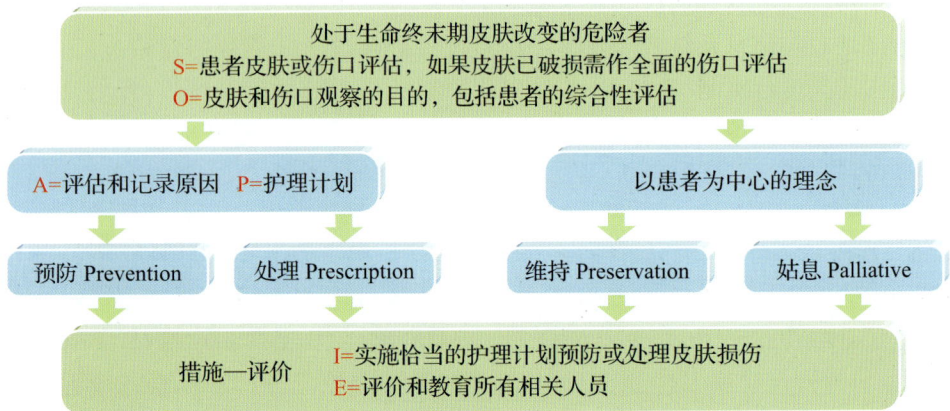

处于生命终末期皮肤改变的危险者
S=患者皮肤或伤口评估，如果皮肤已破损需作全面的伤口评估
O=皮肤和伤口观察的目的，包括患者的综合性评估

A=评估和记录原因　P=护理计划

以患者为中心的理念

预防 Prevention　　处理 Prescription　　维持 Preservation　　姑息 Palliative

措施—评价　　I=实施恰当的护理计划预防或处理皮肤损伤
E=评价和教育所有相关人员

二、患者入院时评估压疮危险的流程

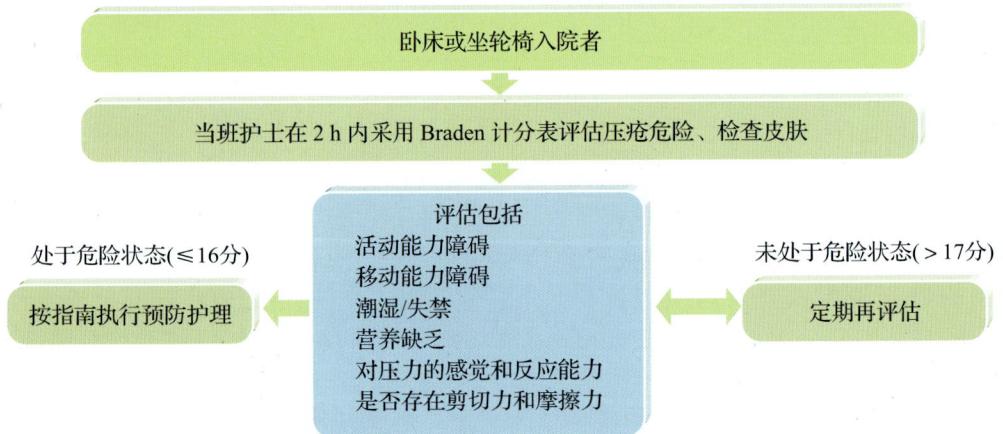

卧床或坐轮椅入院者

当班护士在 2 h 内采用 Braden 计分表评估压疮危险、检查皮肤

处于危险状态(≤16分)　　　评估包括　　　未处于危险状态(>17分)
　　　　　　　　　活动能力障碍
按指南执行预防护理　　移动能力障碍　　　定期再评估
　　　　　　　　　潮湿/失禁
　　　　　　　　　营养缺乏
　　　　　　　　　对压力的感觉和反应能力
　　　　　　　　　是否存在剪切力和摩擦力

三、预防压疮的关键措施流程（Janet，et al，2008）

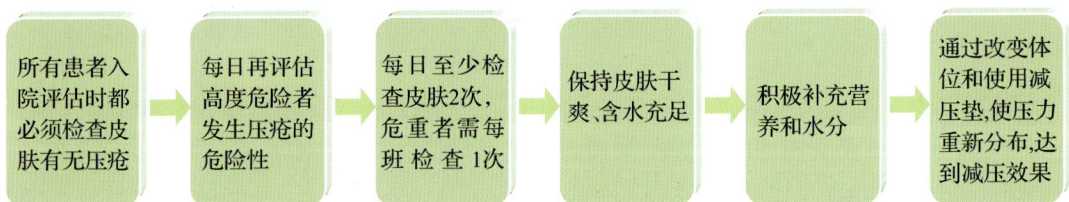

所有患者入院评估时都必须检查皮肤有无压疮 → 每日再评估高度危险者发生压疮的危险性 → 每日至少检查皮肤2次，危重者需每班检查1次 → 保持皮肤干爽、含水充足 → 积极补充营养和水分 → 通过改变体位和使用减压垫，使压力重新分布，达到减压效果

28

四、预防危重患者足跟压疮 5 步流程(Janet,et al,2008)

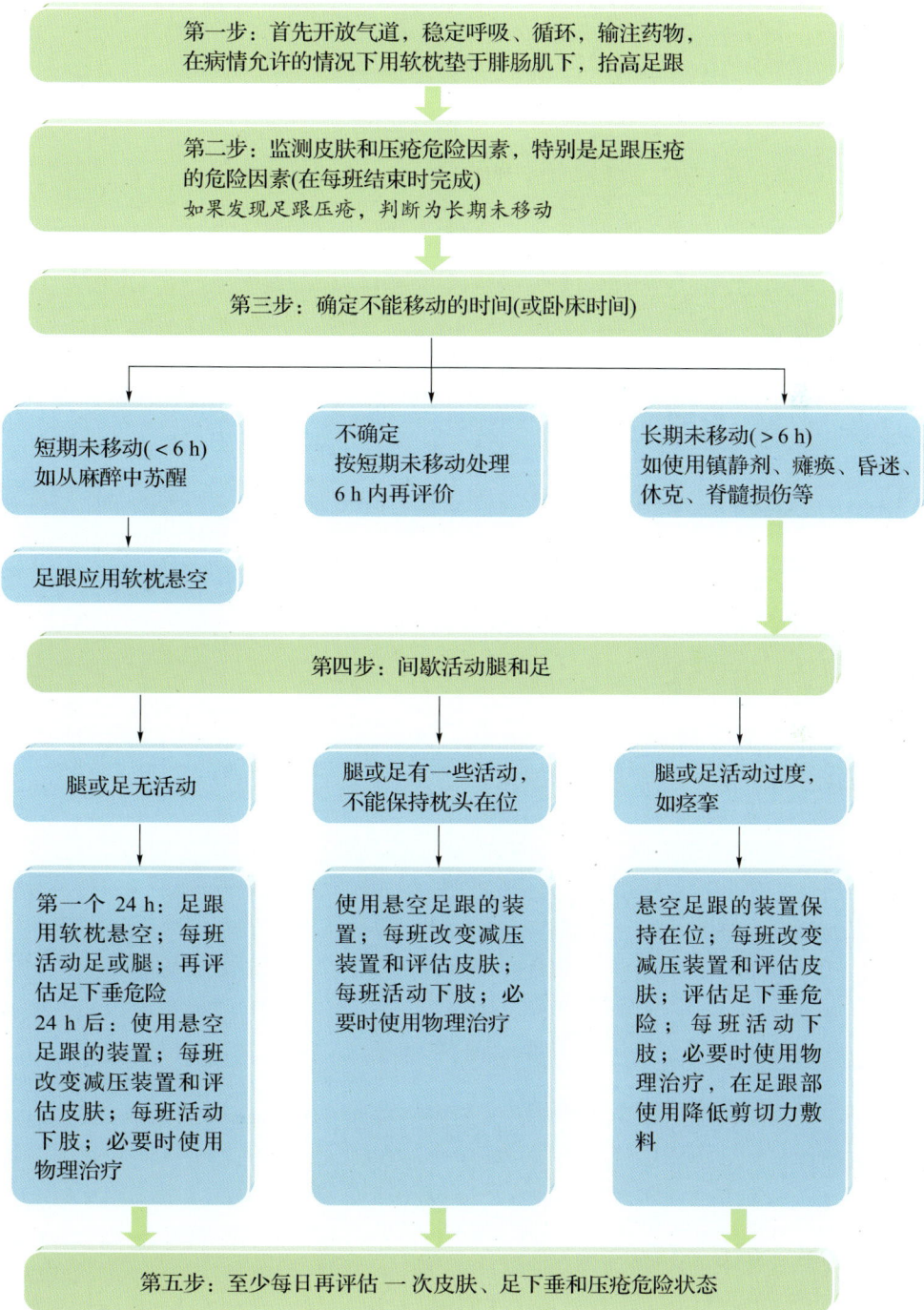

第一步：首先开放气道，稳定呼吸、循环，输注药物，在病情允许的情况下用软枕垫于腓肠肌下，抬高足跟

第二步：监测皮肤和压疮危险因素，特别是足跟压疮的危险因素(在每班结束时完成)
如果发现足跟压疮，判断为长期未移动

第三步：确定不能移动的时间(或卧床时间)

短期未移动(<6 h)
如从麻醉中苏醒

不确定
按短期未移动处理
6 h 内再评价

长期未移动(>6 h)
如使用镇静剂、瘫痪、昏迷、休克、脊髓损伤等

足跟应用软枕悬空

第四步：间歇活动腿和足

腿或足无活动

腿或足有一些活动，不能保持枕头在位

腿或足活动过度，如痉挛

第一个 24 h：足跟用软枕悬空；每班活动足或腿；再评估足下垂危险
24 h 后：使用悬空足跟的装置；每班改变减压装置和评估皮肤；每班活动下肢；必要时使用物理治疗

使用悬空足跟的装置；每班改变减压装置和评估皮肤；每班活动下肢；必要时使用物理治疗

悬空足跟的装置保持在位；每班改变减压装置和评估皮肤；评估足下垂危险；每班活动下肢；必要时使用物理治疗，在足跟部使用降低剪切力敷料

第五步：至少每日再评估一次皮肤、足下垂和压疮危险状态

29

五、Braden 计分表评分和结果处理操作流程

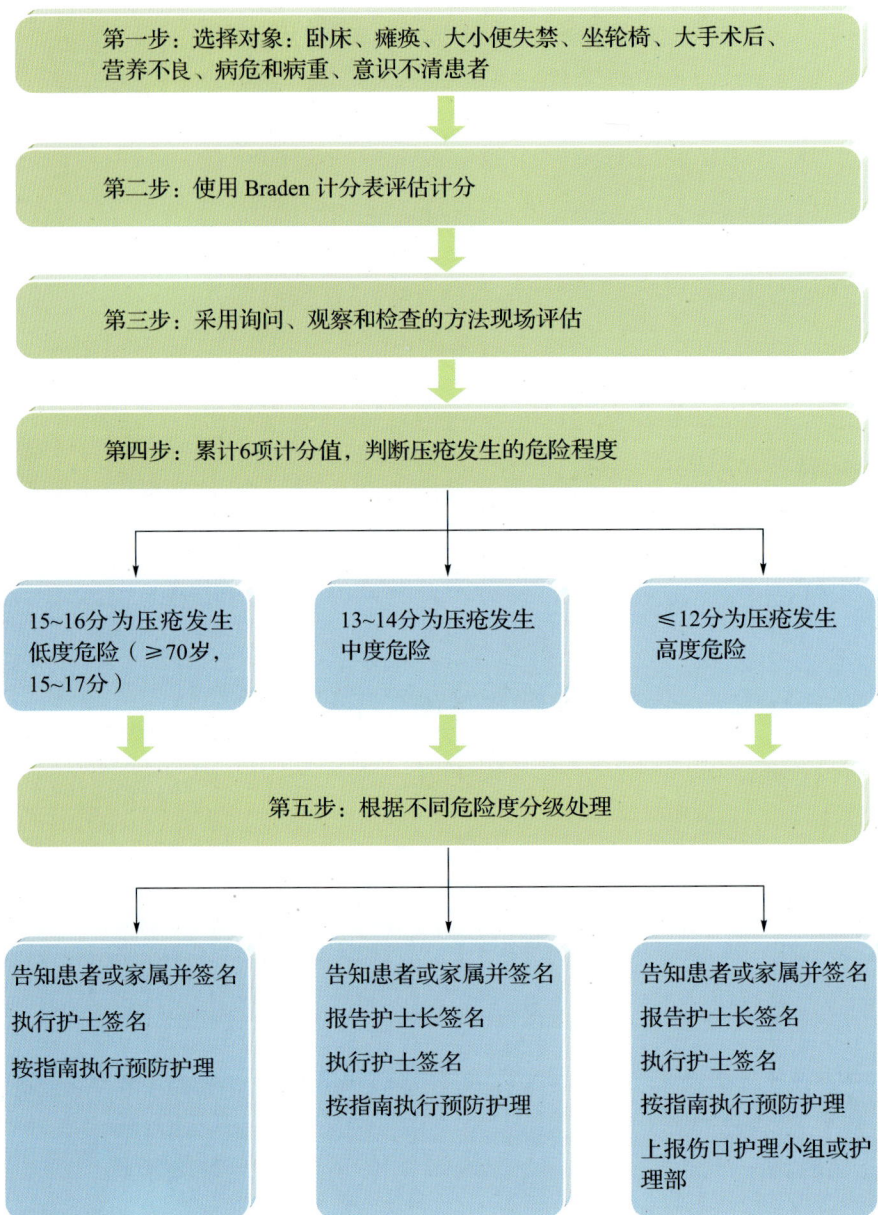

第一步：选择对象：卧床、瘫痪、大小便失禁、坐轮椅、大手术后、营养不良、病危和病重、意识不清患者

↓

第二步：使用 Braden 计分表评估计分

↓

第三步：采用询问、观察和检查的方法现场评估

↓

第四步：累计6项计分值，判断压疮发生的危险程度

15~16分为压疮发生低度危险（≥70岁，15~17分）	13~14分为压疮发生中度危险	≤12分为压疮发生高度危险

第五步：根据不同危险度分级处理

告知患者或家属并签名 执行护士签名 按指南执行预防护理	告知患者或家属并签名 报告护士长签名 执行护士签名 按指南执行预防护理	告知患者或家属并签名 报告护士长签名 执行护士签名 按指南执行预防护理 上报伤口护理小组或护理部

六、减压装置或减压敷料选择和使用流程

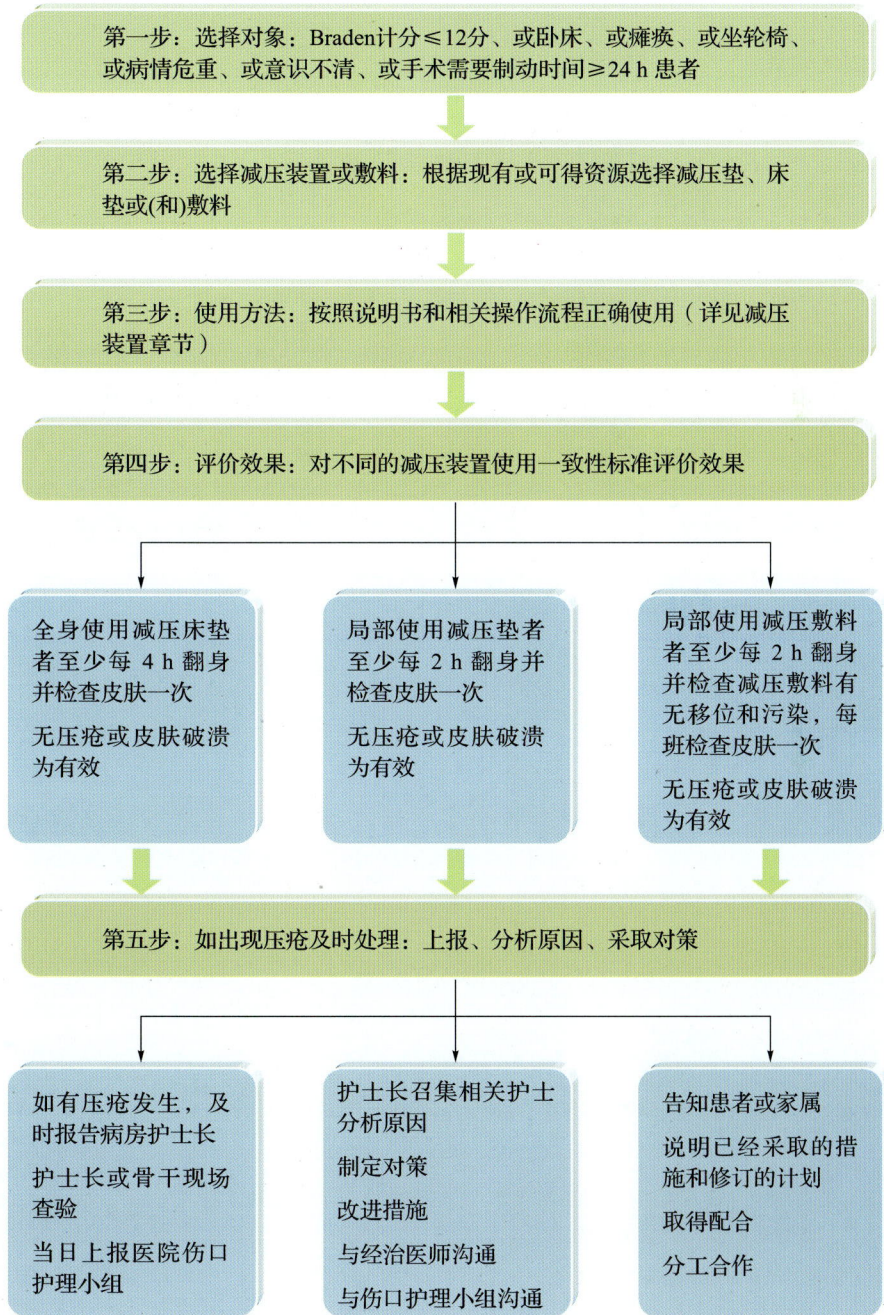

> 第一步：选择对象：Braden计分≤12分、或卧床、或瘫痪、或坐轮椅、或病情危重、或意识不清、或手术需要制动时间≥24 h患者

> 第二步：选择减压装置或敷料：根据现有或可得资源选择减压垫、床垫或(和)敷料

> 第三步：使用方法：按照说明书和相关操作流程正确使用（详见减压装置章节）

> 第四步：评价效果：对不同的减压装置使用一致性标准评价效果

> 全身使用减压床垫者至少每4 h翻身并检查皮肤一次
>
> 无压疮或皮肤破溃为有效

> 局部使用减压垫者至少每2 h翻身并检查皮肤一次
>
> 无压疮或皮肤破溃为有效

> 局部使用减压敷料者至少每2 h翻身并检查减压敷料有无移位和污染，每班检查皮肤一次
>
> 无压疮或皮肤破溃为有效

> 第五步：如出现压疮及时处理：上报、分析原因、采取对策

> 如有压疮发生，及时报告病房护士长
>
> 护士长或骨干现场查验
>
> 当日上报医院伤口护理小组

> 护士长召集相关护士分析原因
>
> 制定对策
>
> 改进措施
>
> 与经治医师沟通
>
> 与伤口护理小组沟通

> 告知患者或家属
>
> 说明已经采取的措施和修订的计划
>
> 取得配合
>
> 分工合作

七、压疮发生危险或压疮发生报告流程

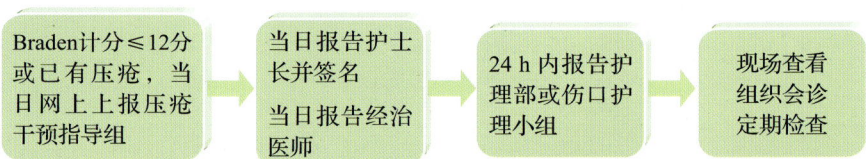

Braden计分≤12分或已有压疮，当日网上上报压疮干预指导组	→	当日报告护士长并签名 当日报告经治医师	→	24 h内报告护理部或伤口护理小组	→	现场查看组织会诊定期检查

八、使用减压床垫操作流程

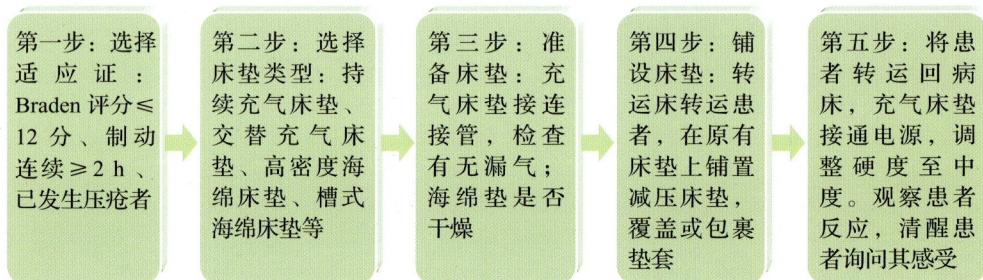

第一步：选择适应证：Braden评分≤12分、制动连续≥2 h、已发生压疮者	→	第二步：选择床垫类型：持续充气床垫、交替充气床垫、高密度海绵床垫、槽式海绵床垫等	→	第三步：准备床垫：充气床垫接连接管，检查有无漏气；海绵垫是否干燥	→	第四步：铺设床垫：转运床转运患者，在原有床垫上铺置减压床垫，覆盖或包裹垫套	→	第五步：将患者转运回病床，充气床垫接通电源，调整硬度至中度。观察患者反应，清醒患者询问其感受

九、局部使用减压敷料操作流程

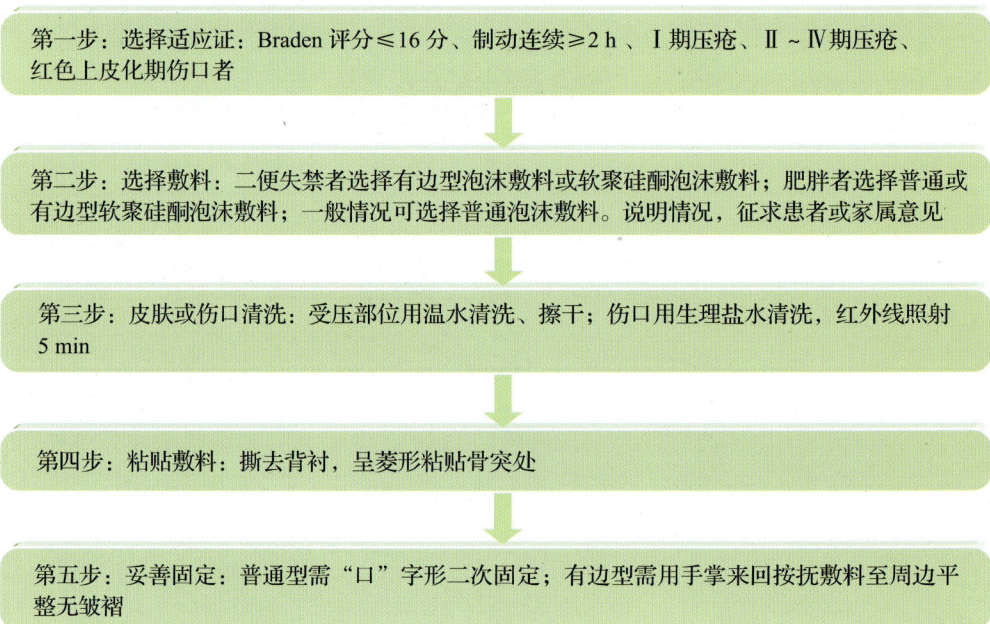

第一步：选择适应证：Braden评分≤16分、制动连续≥2 h、Ⅰ期压疮、Ⅱ~Ⅳ期压疮、红色上皮化期伤口者

第二步：选择敷料：二便失禁者选择有边型泡沫敷料或软聚硅酮泡沫敷料；肥胖者选择普通或有边型软聚硅酮泡沫敷料；一般情况可选择普通泡沫敷料。说明情况，征求患者或家属意见

第三步：皮肤或伤口清洗：受压部位用温水清洗、擦干；伤口用生理盐水清洗，红外线照射5 min

第四步：粘贴敷料：撕去背衬，呈菱形粘贴骨突处

第五步：妥善固定：普通型需"口"字形二次固定；有边型需用手掌来回按抚敷料至周边平整无皱褶

32

十、减压敷料应用评价和更换流程

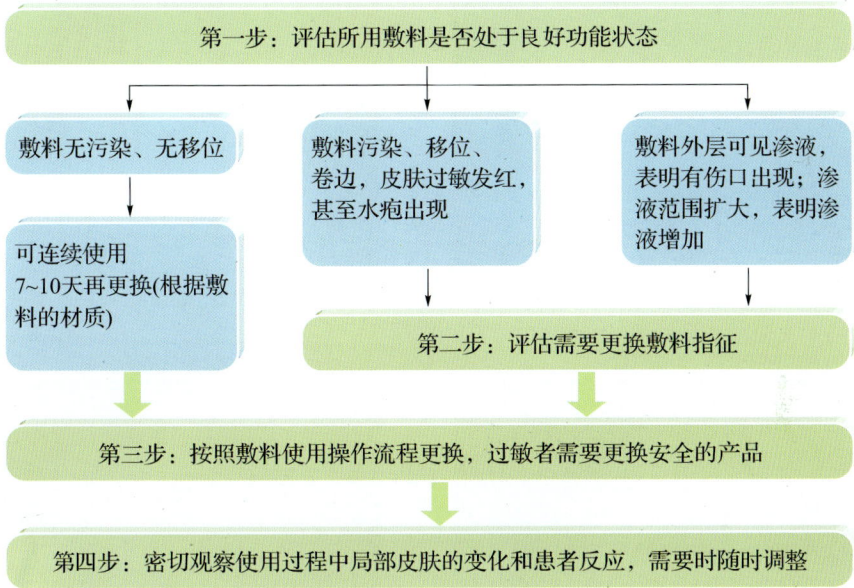

第一步：评估所用敷料是否处于良好功能状态

敷料无污染、无移位

敷料污染、移位、卷边，皮肤过敏发红，甚至水疱出现

敷料外层可见渗液，表明有伤口出现；渗液范围扩大，表明渗液增加

可连续使用7~10天再更换(根据敷料的材质)

第二步：评估需要更换敷料指征

第三步：按照敷料使用操作流程更换，过敏者需要更换安全的产品

第四步：密切观察使用过程中局部皮肤的变化和患者反应，需要时随时调整

普通型泡沫敷料用于瘫痪者Ⅰ期压疮的操作流程见图3-1~图3-6。

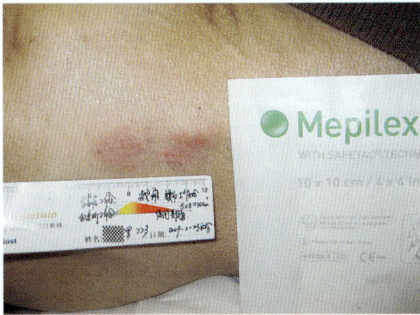

图3-1　第一步:评估适应证和选择敷料

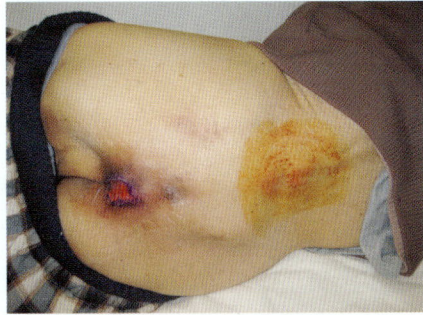

图3-2　第二步:清洗皮肤并擦干

33

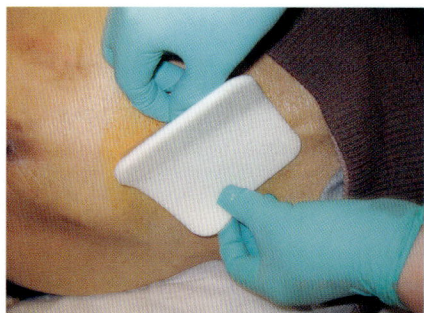

图 3-3 第三步:撕去敷料背衬呈菱形粘贴

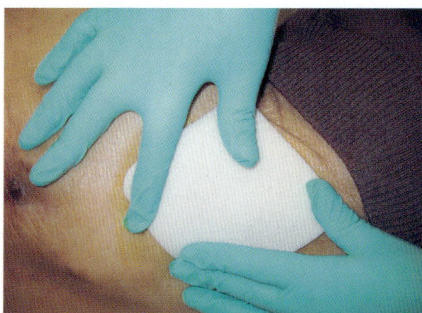

图 3-4 第四步:按压敷料使其紧贴于皮肤

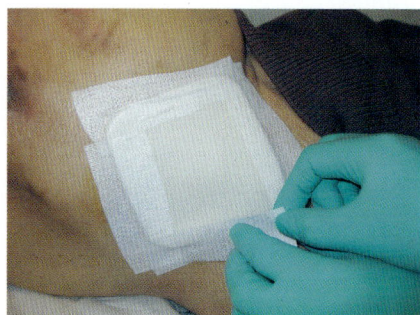

图 3-5 第五步:低敏胶布"口"字形封贴

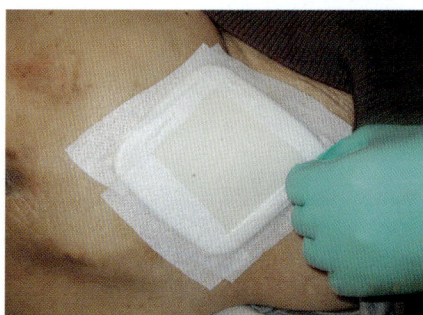

图 3-6 来回抚平,确保无皱褶

　　高龄压疮伴尿失禁患者使用有边型泡沫敷料应用评价和更换流程见图 3-7～图 3-14。

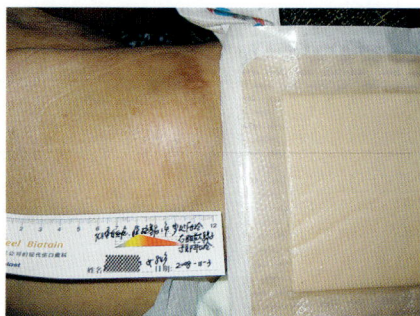

图 3-7 尿失禁压疮者选用有边泡沫敷料

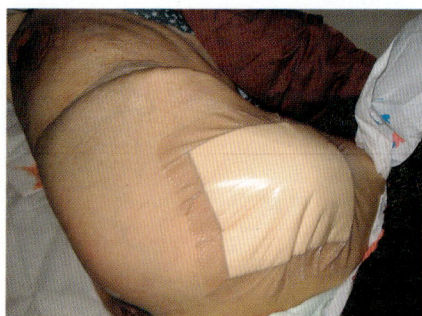

图 3-8 菱形粘贴于骨凸处

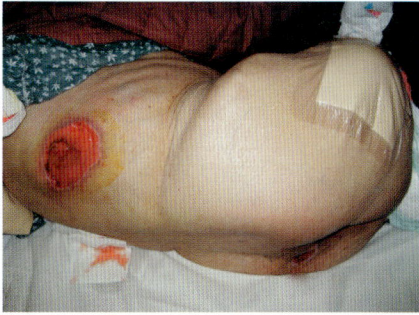

图 3-9　保持粘贴部位无皱褶、无卷边

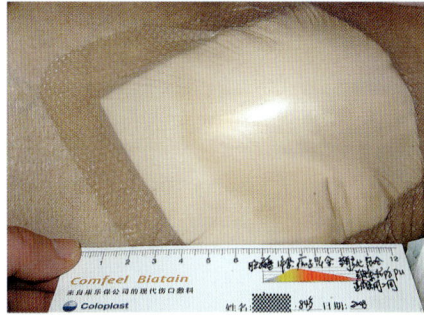

图 3-10　连续使用 2 周后表面观

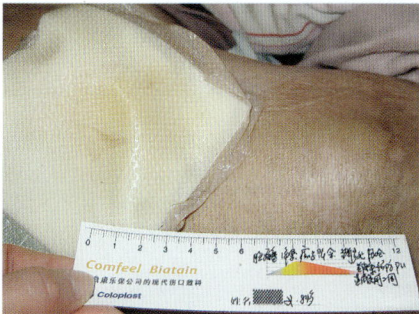

图 3-11　连续使用 2 周更换敷料时皮肤完好

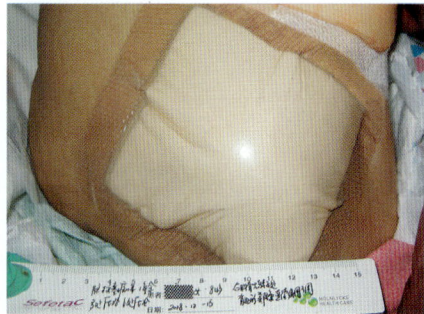

图 3-12　连续使用 3 周时表面观

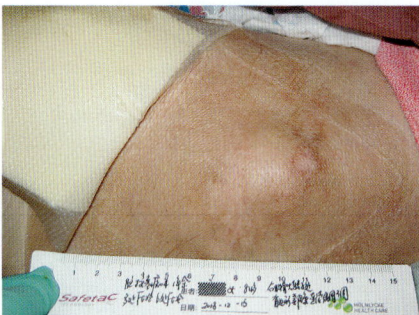

图 3-13　连续使用 3 周后更换敷料见皮肤完好

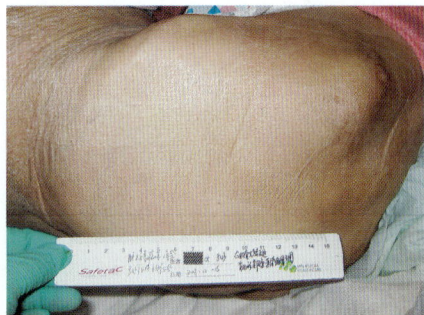

图 3-14　泡沫敷料预防压疮 2 个月后皮肤完好

十一、术前和术中预防手术患者发生压疮的护理流程

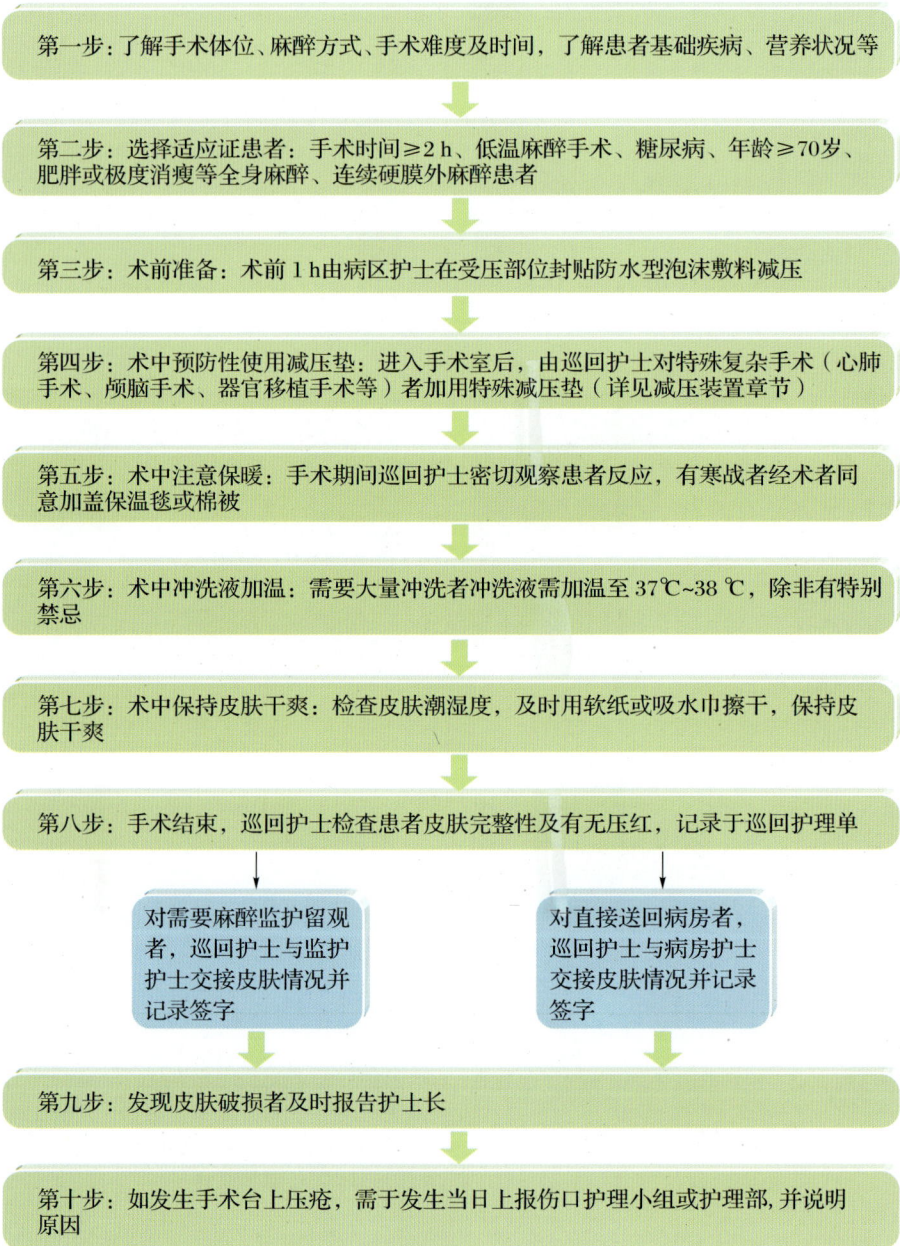

第一步：了解手术体位、麻醉方式、手术难度及时间，了解患者基础疾病、营养状况等

第二步：选择适应证患者：手术时间≥2 h、低温麻醉手术、糖尿病、年龄≥70岁、肥胖或极度消瘦等全身麻醉、连续硬膜外麻醉患者

第三步：术前准备：术前1 h由病区护士在受压部位封贴防水型泡沫敷料减压

第四步：术中预防性使用减压垫：进入手术室后，由巡回护士对特殊复杂手术（心肺手术、颅脑手术、器官移植手术等）者加用特殊减压垫（详见减压装置章节）

第五步：术中注意保暖：手术期间巡回护士密切观察患者反应，有寒战者经术者同意加盖保温毯或棉被

第六步：术中冲洗液加温：需要大量冲洗者冲洗液需加温至37℃~38℃，除非有特别禁忌

第七步：术中保持皮肤干爽：检查皮肤潮湿度，及时用软纸或吸水巾擦干，保持皮肤干爽

第八步：手术结束，巡回护士检查患者皮肤完整性及有无压红，记录于巡回护理单

对需要麻醉监护留观者，巡回护士与监护护士交接皮肤情况并记录签字

对直接送回病房者，巡回护士与病房护士交接皮肤情况并记录签字

第九步：发现皮肤破损者及时报告护士长

第十步：如发生手术台上压疮，需于发生当日上报伤口护理小组或护理部，并说明原因

十二、术后预防患者发生压疮的护理流程

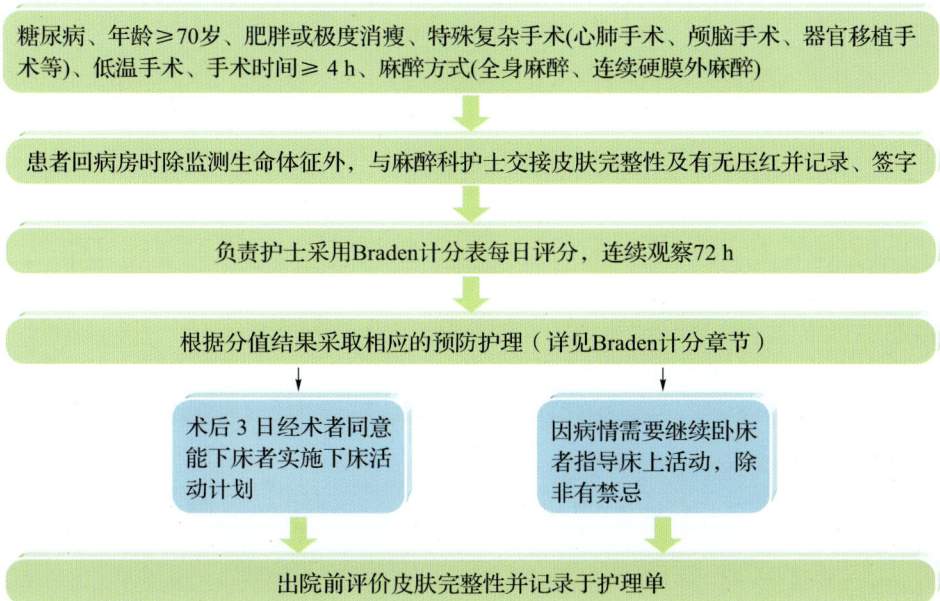

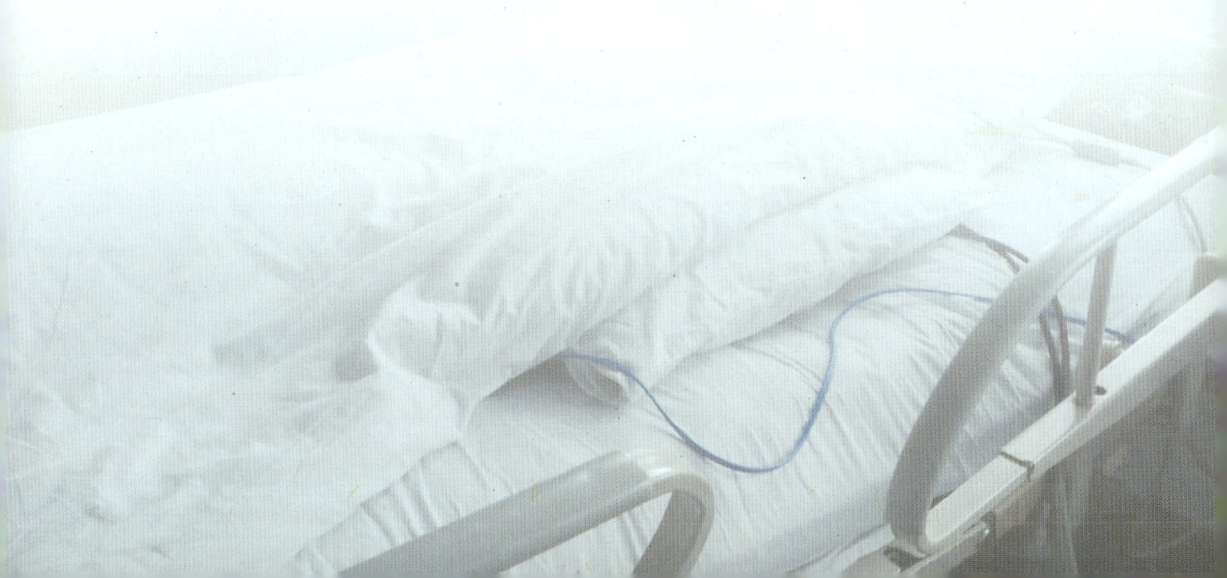

糖尿病、年龄≥70岁、肥胖或极度消瘦、特殊复杂手术(心肺手术、颅脑手术、器官移植手术等)、低温手术、手术时间≥4 h、麻醉方式(全身麻醉、连续硬膜外麻醉)

患者回病房时除监测生命体征外，与麻醉科护士交接皮肤完整性及有无压红并记录、签字

负责护士采用Braden计分表每日评分，连续观察72 h

根据分值结果采取相应的预防护理（详见Braden计分章节）

术后 3 日经术者同意能下床者实施下床活动计划

因病情需要继续卧床者指导床上活动，除非有禁忌

出院前评价皮肤完整性并记录于护理单

十三、预防呼吸机辅助呼吸患者发生压疮的护理流程

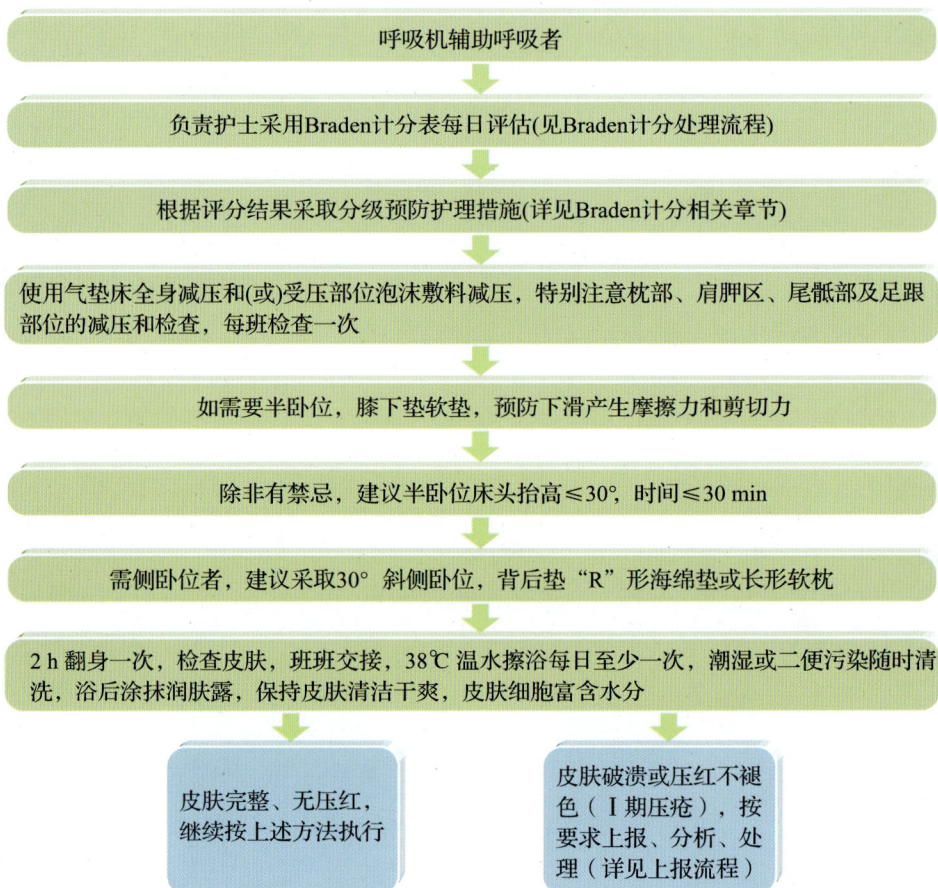

呼吸机辅助呼吸者

↓

负责护士采用Braden计分表每日评估(见Braden计分处理流程)

↓

根据评分结果采取分级预防护理措施(详见Braden计分相关章节)

↓

使用气垫床全身减压和(或)受压部位泡沫敷料减压,特别注意枕部、肩胛区、尾骶部及足跟部位的减压和检查,每班检查一次

↓

如需要半卧位,膝下垫软垫,预防下滑产生摩擦力和剪切力

↓

除非有禁忌,建议半卧位床头抬高≤30°,时间≤30 min

↓

需侧卧位者,建议采取30°斜侧卧位,背后垫"R"形海绵垫或长形软枕

↓

2 h翻身一次,检查皮肤,班班交接,38℃温水擦浴每日至少一次,潮湿或二便污染随时清洗,浴后涂抹润肤露,保持皮肤清洁干爽,皮肤细胞富含水分

↓ ↓

皮肤完整、无压红,继续按上述方法执行

皮肤破溃或压红不褪色(Ⅰ期压疮),按要求上报、分析、处理(详见上报流程)

十四、单人协助患者30°斜侧卧位翻身流程（图3-15）

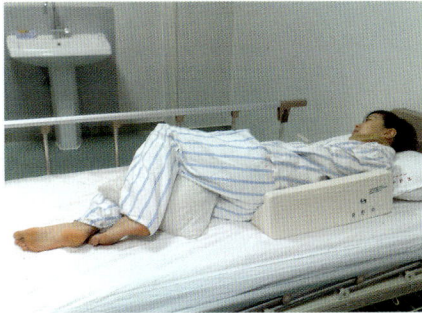

图 3-15　"R"形垫垫入背部达到30°
斜侧卧位

第一步：准备：向患者说明目的并取得配合。协助患者仰卧，两手放腹部，两腿屈膝

第二步：移动上半身：护士将一手放于患者颈肩下，另一手放于患者臀下，将患者的上半身移向自己

第三步：移动下半身：一手放于患者腘窝下，另一手放于患者双踝下，将患者下半身移向同侧床缘（体重较重者可分3次移动）

第四步：协助侧翻：一手扶肩，另一手扶膝，轻轻将患者推向另一侧，使患者背向护士，在其背部摆放"R"形垫或长形软枕，使其背部平行斜靠在软枕上，其胸背平面与床面呈30°

第五步：调整体位：患者双下肢屈曲稍错开，两膝间垫小软垫，按侧卧位法将背部和肢体垫好

39

十五、双人协助患者侧卧位翻身操作流程

第一步：准备：向患者说明目的并取得配合。患者仰卧，两臂放于腹部，两腿屈膝

第二步：移动患者：两人站在床的同一侧，一人托住患者的肩及腰部，另一人托住臀部和腘窝部，两人同时将患者抬起移近自己

第三步：协助侧翻：两人分别扶住患者的肩、腰、臀和膝部轻推患者，使患者转向对侧

第四步：调整体位：在其背部摆放"R"形垫或长形软枕，使背部平行斜靠在软枕上，其胸背平面与床面呈30°

双人协助患者30°斜侧卧位翻身流程见图3-16～图3-19。

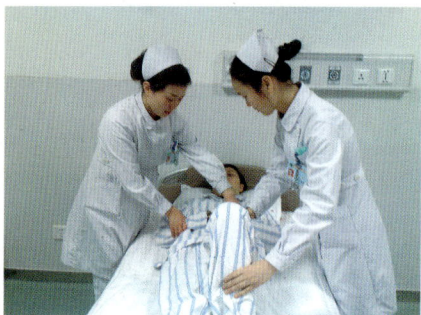

图3-16　协助患者屈膝

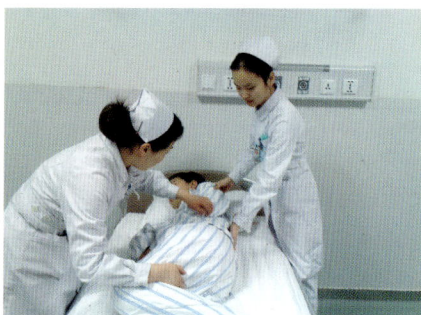

图3-17　协助患者翻向一侧

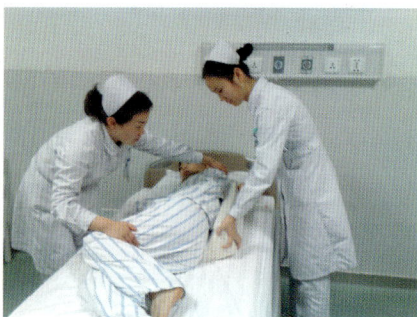

图3-18　在背部放入"R"形垫

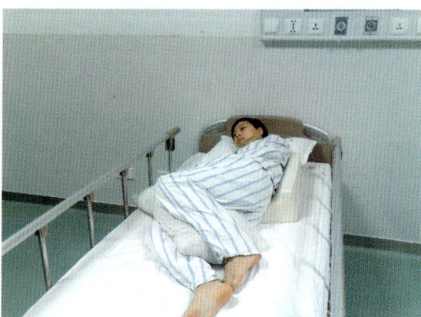

图3-19　调整体位，腿间垫软枕

十六、单人协助患者移向床头操作流程

第一步：准备：取出枕头横立于床头，协助患者仰卧屈膝

第二步：托住患者：一手伸入患者肩下，另一手托住患者臀部

第三步：移向床头：指导患者双手握住床头栏杆，双脚用力蹬床面，与护士用力一起挺身上移

第四步：调整体位：放回枕头，摇起床头，整理床铺

单人协助患者移向床头操作流程见图 3-20～图 3-22。

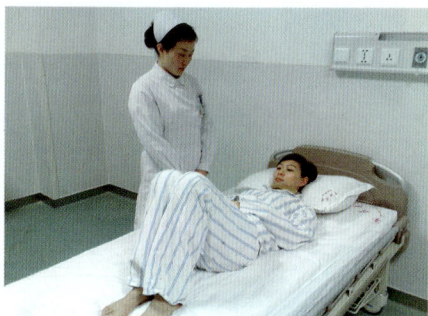

图 3-20　协助患者仰卧屈膝

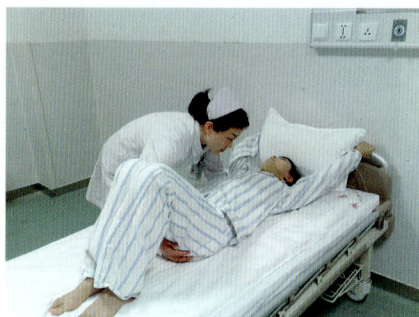

图 3-21　协助患者移向床头

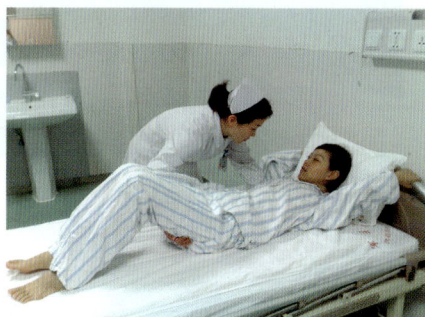

图 3-22　调整体位

二十八、对接床搬运患者操作流程

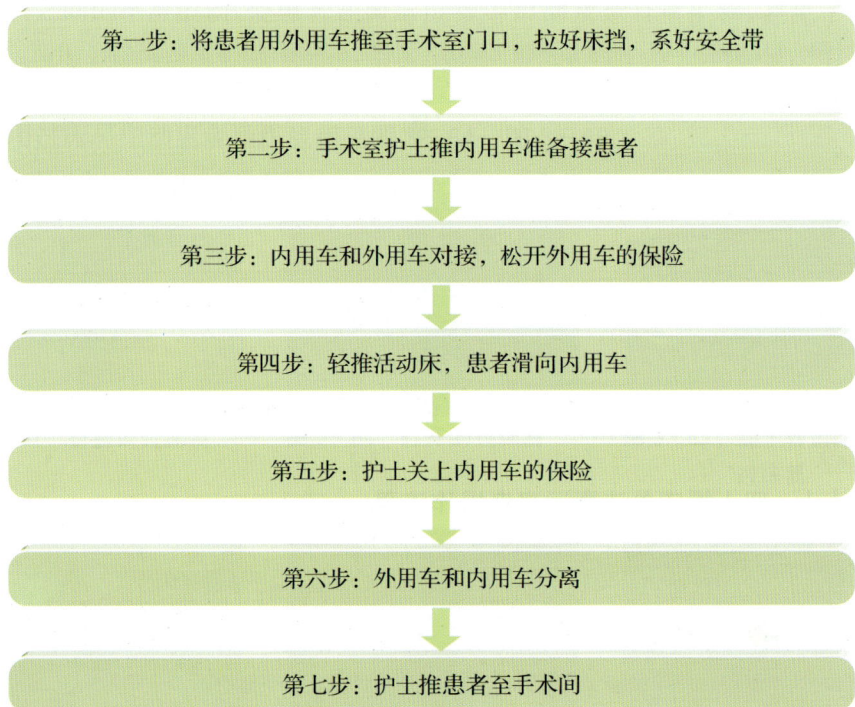

第一步：将患者用外用车推至手术室门口，拉好床挡，系好安全带

第二步：手术室护士推内用车准备接患者

第三步：内用车和外用车对接，松开外用车的保险

第四步：轻推活动床，患者滑向内用车

第五步：护士关上内用车的保险

第六步：外用车和内用车分离

第七步：护士推患者至手术间

对接床主要用于层流手术室接送患者时使用。它分为外用车、内用车以及活动床三部分。外用车用于从病房接患者。内用车在手术间内使用，需保持无菌状态（图 3-70～图 3-72）。

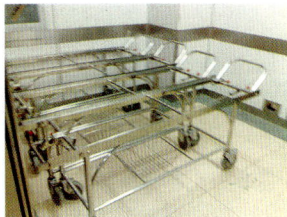

图 3-70 手术间内的内用车

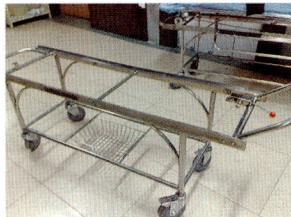

图 3-71 外用车架

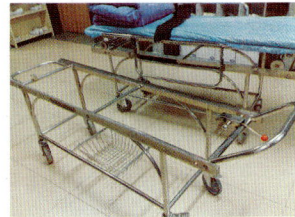

图 3-72 外用车架和活动床板

对接床搬运患者操作流程见图 3 - 73～图 3 - 78。

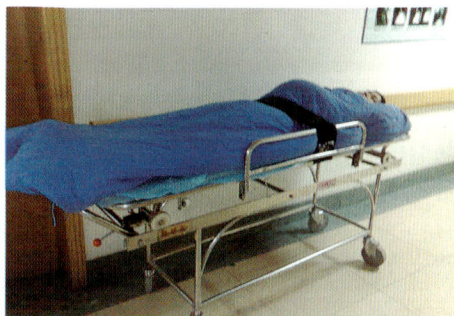

图 3 - 73　从病房将患者推至手术室

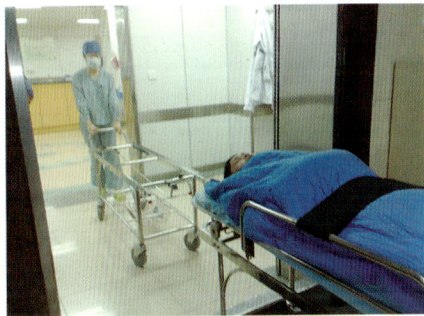

图 3 - 74　手术室护士推内用车
　　　　　　准备接患者

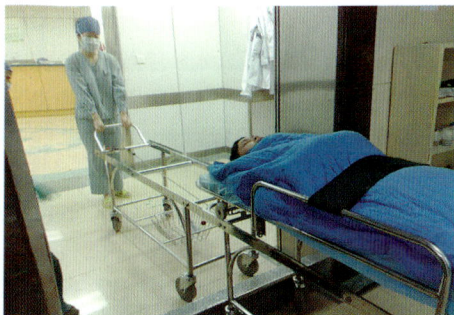

图 3 - 75　内用车和外用车对接

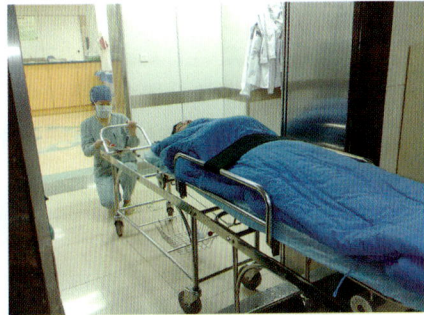

图 3 - 76　松开外用车的保险，
　　　　　　轻推活动床

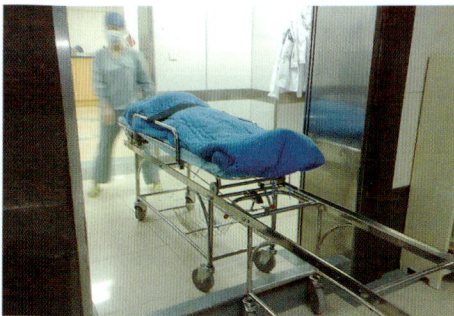

图 3 - 77　患者滑向内用车

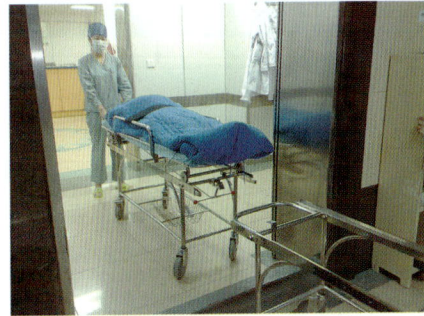

图 3 - 78　外用车和内用车分离

53

移动体位后,须用软枕垫好背部及膝下,以维持舒适位置。两人协助变换体位时,注意动作协调轻稳,不可用力过猛,防止床头碰伤头部。变换体位时应注意力学原则。

2. 注意安全四防。

(1) 防坠床:为患者变换体位时,先移近自己再翻向对侧。

(2) 防受凉:冬天注意保暖。

(3) 防病情变化:颅脑手术后,头部翻转过剧可引起脑疝,压迫脑干,导致突然死亡,故一般只能卧于健侧或平卧;颈椎和颅骨牵引的患者,变换体位时不可放松牵引;石膏固定和伤口较大的患者,变换体位后应将患者放于适当位置,防止受压。

(4) 防脱落:为手术患者变换体位时,护士应先检查敷料,如敷料脱落或被分泌物浸湿,应先处理再变换体位。变换体位时应先将导管安置妥当,变换体位后检查导管是否扭曲,注意保持导管通畅。

3. 制定体位和翻身计划表。研究证明,大转子和骶骨分别静止不动 1 h 时和 2 h 后,该区域皮肤发红,皮温升高,认为间隔 1.5 h 翻身比传统间隔 2 h 更适合。每隔 2~3 h 翻身一次很少会发生压疮。以时间为基础的翻身计划表,一般翻身间隔为 2 h,高危者应少于 2 h 翻身一次,使用减压床垫者可延长至 4 h 一次(蒋琪霞等,2003)。翻身计划表是以病变为基础的,护士或照顾者应制定一天有关事件的安排表,例如:洗澡、吃饭和其他事件(包括翻身)的执行。如发现皮肤发红或破损应立即报告护士及时处理,并增加变换体位次数。

4. 脊柱脊髓损伤及脊柱手术患者翻身,应采用轴式变换体位的方法(如图 5-10)。

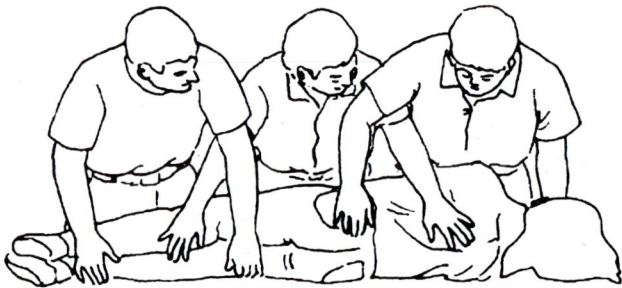

图 5-10　轴式变换体位示意图

5. 推车时,护士应站在患者头侧,便于观察病情,要注意患者面色、呼吸及脉搏的变化。平车上下坡时,患者应在高处一端,以免引起不适;冬季注意保暖,避免受凉;搬运骨折患者,车上需垫木板,并固定好骨折部位;有输液及引流管,须保持通畅;推车进出门时,应先将门打开,不可用车撞门,以免震动患者及损坏建筑物。

六、特殊患者变换体位的运用

例1　男性,56岁,颅脑损伤患者。由于患者头部翻转过剧可引起脑疝,压迫脑干,导致突然死亡,故一般只能卧于健侧或平卧,少搬动患者,对此类患者建议使用减压床垫或在骨突部位封贴泡沫敷料减压,减少变换体位的次数。侧卧位时可以使用"R"形垫或长型软枕翻至30°斜侧卧位(图5-11,图5-12)。

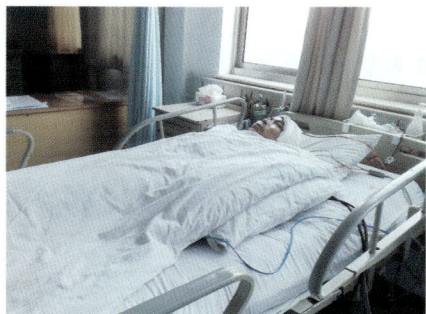

图5-11 颅脑外伤患者平卧位

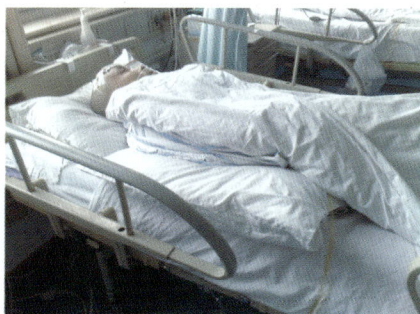

图5-12 颅脑外伤患者30°斜侧卧位

例2 男性,47岁,颈椎和颅骨牵引的患者。变换体位时不可放松牵引。对此类患者变换体位需谨慎,在病情不稳定时减少搬动头部的次数,病情稳定的患者可以适当变换体位。建议使用减压床垫或在骨突部位封贴泡沫敷料减压。

例3 女性,60岁,石膏固定的患者。根据病情适当变换体位,变换体位后应将患者放于合适的位置,防止伤口受压及石膏压迫局部皮肤(图5-13~图5-16)。

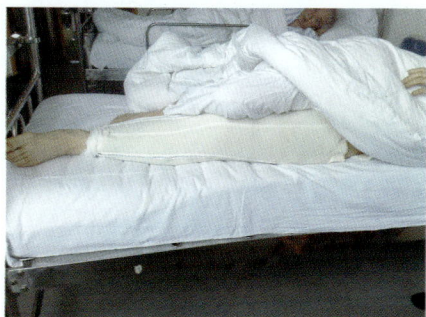

图5-13 骨折后石膏固定患肢外展位

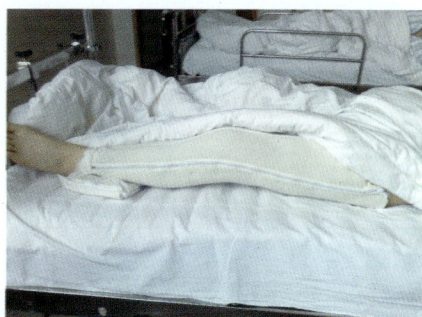

图5-14 骨折后石膏固定患肢中立位

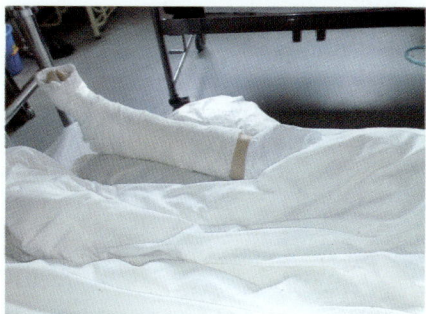

图5-15 骨折后石膏固定患肢,
　　　　足跟抬高

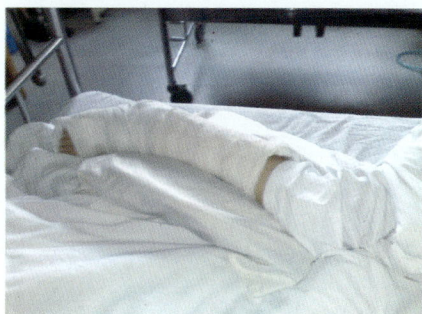

图5-16 骨折后石膏固定患肢,
　　　　侧位垫软枕

　　例4　男性,52岁,使用呼吸机的患者。变换体位时应由2名以上护士一起进行,先将导管安置妥当,变换体位后检查导管是否扭曲,注意保持导管通畅(图5-17～图5-20)。

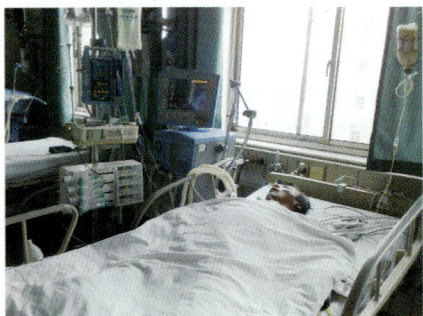

图5-17　呼吸机辅助呼吸患者平卧位

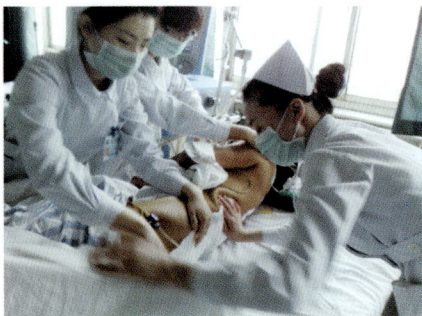

图5-18　三人协同为患者变换体位

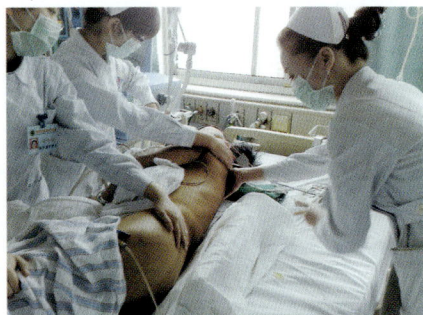

图5-19　30°斜侧卧位背部垫"R"形垫

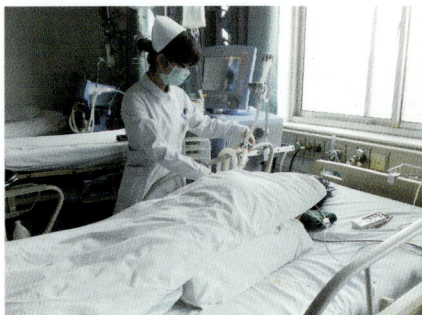

图5-20　变换体位后检查气管导管
　　　　　是否通畅

　　例5　男性,65岁,脊柱手术患者。应轴式变换体位,保持脊柱呈一直线,不能扭曲,以免加重病情(图5-21)。

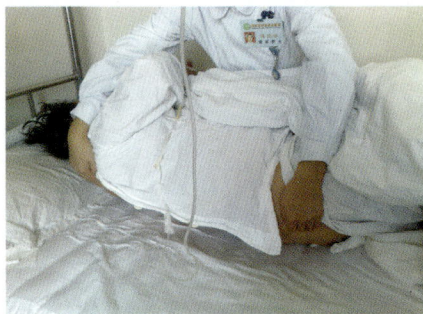

图5-21　单人轴式翻身由平卧至侧卧

(祁静　蒋琪霞)

参 考 文 献

［1］Peterson M，Schwab W，McCutcheon K，et al. Effects of elevating the head of bed on interface pressure in volunteers. Crit Care Med，2008，26

［2］Moody P，Gonzales I，Cureton VY. The effect of body position and mattress type on interface pressure in quadriplegic adults：a pilot study. Dermatol Nurs，2004，16(6)：507～512

［3］蒋琪霞，申萍，刘云等.改良式湿性疗法治疗老年压疮的临床研究.医学研究生学报，2007，20(11)：1182～1185

［4］王志燕，乔慧，杨晶等.老年卧床患者侧卧30°与侧卧90°预防压疮效果的对比.解放军护理杂志，2007，24(11)：18～19

［5］朱文芳，胡克，范湘鸿等.30°侧卧更换体位法预防压疮效果观察.护理学杂志，2007，22(22)外科版：48～49

［6］林岩，镇艳，潘丽芬等.适时变换体位替代定时变换体位预防临终癌症患者压疮的探讨.护理学报，2007，14(1)：87～89

［7］王冷.压疮的管理.中国护理管理，2006，6(2)：62～64

［8］申校燕，刘惠方.多种方法在压疮防治中的作用原理及应用.南方护理学报，2005，12(2)：23～25

［9］蒋琪霞.伤口护理临床实践指南.南京：东南大学出版社，2004.5

［10］陈龙邦，刘福坤.循证肿瘤治疗学.郑州：郑州大学出版社，2004.3

［11］蒋琪霞，刘进玲，陈芳等.应用Braden计分表预测及预防压疮的护理研究.中国实用护理杂志，2003，19(11)：3～4

［12］殷磊.护理学基础.第3版.北京：人民卫生出版社，2002

［13］蒋琪霞，梁龙清，陈芳等.深度褥疮手术前后护理方法的设计与实践.中华护理杂志，2002，37(5)：377～379

第六章

全身和局部使用减压装置实践指南

一、减压装置定义

减压(off-loading)装置泛指能够分散受压局部的体表压力,而达到预防皮肤及其附属结构受压损伤目的的设施或装置。

二、减压装置的类型

1. 全身减压装置

全身减压是指对长期卧床患者,通过增加整个身体表面与床垫接触面积的方法来分散压力,以降低局部受压,防止压疮发生的减压方法。常用的全身减压装置有床垫和气垫床。床垫包括医院普通床垫和特殊床垫,如泡沫、海绵床垫(Paramount床垫、高密度海绵床垫、槽式海绵床垫)。气垫床包括医疗用喷气气垫床、交替充气减压气垫床。

2. 局部减压装置

局部减压是指使用局部设施或装置分散骨隆突处皮肤所承受的压力,以避免骨隆突处发生压疮的减压方法。常用的局部减压装置或设施有手术室专用的手术体位垫、各种椅垫和具有减压作用的敷料类。手术体位垫商品名为奥克兰(OKL)。各种椅垫包括凝胶垫、Action椅垫、气垫、水垫、泡沫垫、海绵垫(厚4~5 cm)。减压敷料包括软聚硅酮泡沫敷料(瑞典墨尼克公司生产)、普通泡沫敷料(丹麦康乐保公司生产)、自粘性痊愈妥泡沫敷料(英国施乐辉公司生产)和特殊形状泡沫敷料(德国保赫曼公司生产)。

三、应用方法及其效果评价

1. 床垫和气垫床

适用于长期卧床患者全身减压,以防止和治疗压疮。医院普通床垫减压效果不确定,需要每年进行评估。研究结果显示,绝大多数用来预防压疮的设备没有得到可靠的评估。发生压疮高危者应使用经过评价可降低压力的泡沫床垫或充满低压空气的床垫。2 cm厚的泡沫或海绵垫不会显著降低股骨大转子处的压力,4 cm厚的泡沫或海绵垫可降低 30％的压力,越稠密、越厚的泡沫垫子越能有效地减少组织接触面压力,因此建议使用 4 cm 厚的泡沫或海绵。当卧床患者有压疮发生危险时,建议使用减压装置,如泡沫、凝胶或充气床垫(Singapore Minister of Health,Mar 2001;EPUPA,2008)。

应经常评估床垫的有效性:翻开垫子,如果骶骨区下的床垫厚度小于 1 cm,应予以更换。当床垫的表面绷紧时会增加压力和剪切力(Singapore Minister of Health,Mar 2001;EPUPA,2008),因此床垫上包裹的床单应松紧适宜。

(1) 医疗用喷气气垫床(图 6 - 1)

【适用患者】①Braden 计分≤16 分患者。②已发生压疮者。③因治疗和病情需要严格制动≥4 h 者。④临终患者。

【特点及应用效果评价】气泵持续运转,向床垫表面徐徐喷气,使垫面振动,加之垫面波浪形设计,可增加受压面积,能减少卧床患者主要受压局部37.95～45 mmHg的垂直压力(黄耀婵,2002),最大限度分散压力,保持皮肤干燥,预防和治疗压疮(叶磊等,2007)。

【注意事项】①充气硬度应适中,如图 6 - 2。充气不足会影响减压效果,如图6 - 3所示。②蓝色面向上,有微气孔徐徐喷气。③气垫上需加棉布床单,失禁或多汗者在容易潮湿部位铺垫中单。④如果使用 30 min 仍然充气不足,需检查气泵运转是否正常,或检查气垫有无漏气。⑤使用充气床垫者需加用背护栏保护,以免坠床。⑥气垫床并不能减少足跟、骶尾部等处的压力,局部还必须使用合理的护具,以减少骨隆突处持续受压的时间和严重程度(叶磊,2007)。

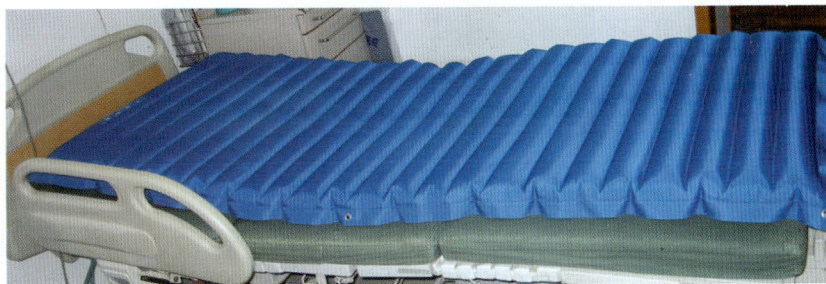

图 6-1　医疗用喷气气垫床用于医院普通床垫上

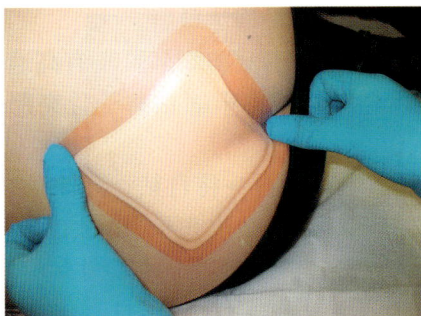

图 6-29　上下按抚敷料对角粘边

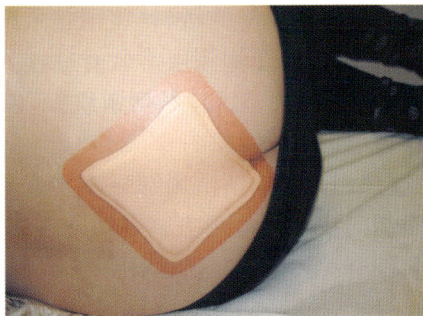

图 6-30　平整牢固粘贴于尾骶部

（4）特殊形状的泡沫敷料（德国保赫曼公司生产）

①骶尾型泡沫敷料的特点：特殊设计适用于骶尾区域，延展度佳，能理想地固定在尾骶部，不易卷边，去除容易（如图 6-31、图 6-32）。

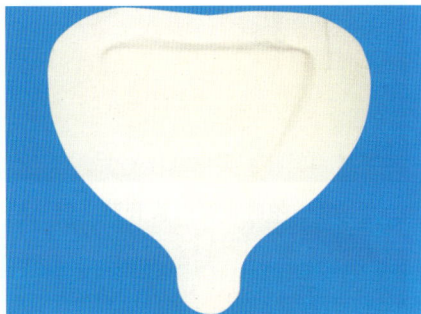

图 6-31　骶尾型泡沫敷料产品

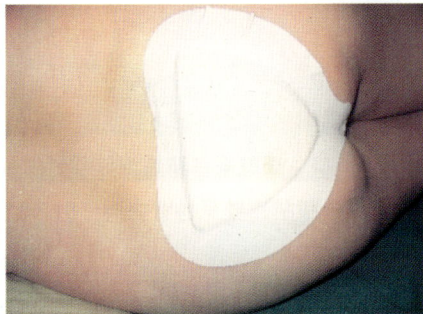

图 6-32　骶尾型泡沫敷料应用实例

②"Y"形泡沫敷料的特点：特殊的"Y"形状开口尤其适合穿刺位置的特殊治疗、气管插管和其他特殊的探针，聚氨酯膜背面保护伤口不受污染，高度吸收导管周围渗液，防止漏液刺激皮肤。

【使用方法】管道局部碘伏消毒→擦干或晾干皮肤→将管道从敷料中央的"Y"形状开口引出→四周用低敏宽胶带作"口"字形封贴（如图 6-33）。

注意：不作封贴固定，管道容易移位（如图 6-34）。

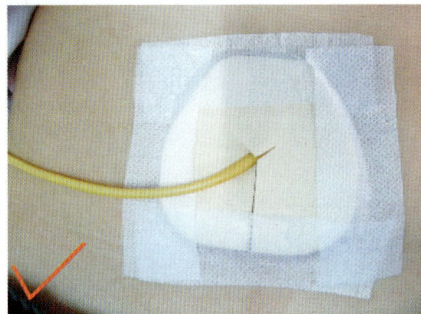

图 6-33　敷料四周"口"字形封贴固定

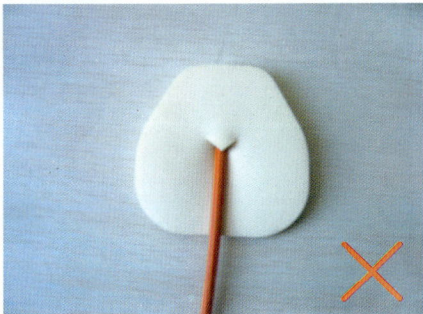

图 6-34　敷料未作封贴容易移位

（5）应用实例效果评价

【应用实例介绍】患者,女性,84岁,老年性痴呆卧床5年余,大小便失禁,吞咽困难,极度消瘦,尾骶部、肩背部多处Ⅳ期压疮4月余。检查评估发现股骨大转子、髂前上棘和右臀部骨盆异常突出,皮肤菲薄缺乏弹性,受压30 min局部即出现大片发红(图6-35)。Braden计分9分,综合分析发生压疮的危险性极高。考虑患者不能合作,有躁动和大小便失禁,因此选择有防水作用的有边型软聚硅酮泡沫敷料,在右臀部和股骨大转子部位作菱形封贴。髂前上棘处不易被粪尿污染,考虑成本效益,选择普通型软聚硅酮泡沫敷料,使用低敏宽胶带作"口"字形封闭(如图6-36所示),1～2周更换一次。

【使用效果评价】单片敷料连续使用10天至2周皮肤均完好,预防性使用2月余,骨突部位皮肤完整无压红(如图6-37、图6-38)。

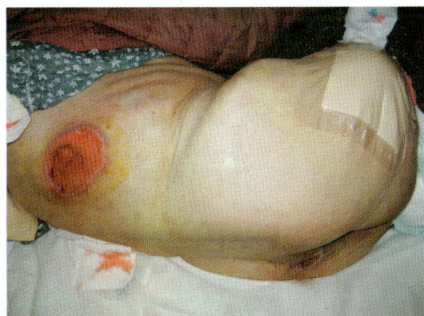

图6-35　易发生压疮的骨突部位

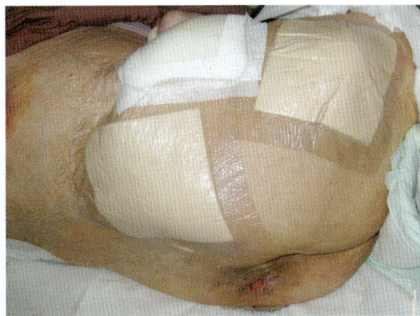

图6-36　多处骨突部位使用泡沫敷料减压

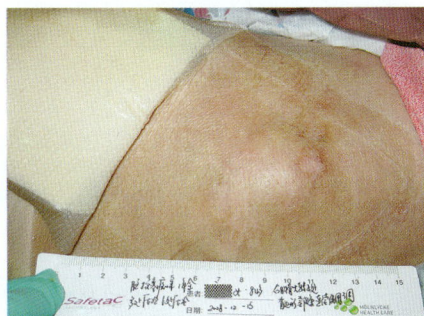

图6-37　连续使用2周后皮肤完好

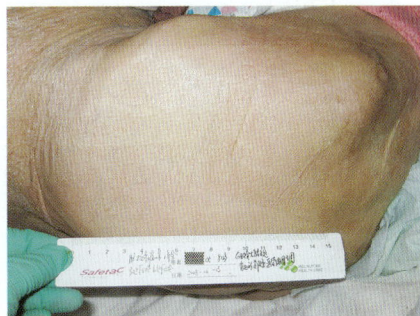

图6-38　预防性使用2个月皮肤完好

3. 局部减压垫

局部减压垫多由高分子聚氨酯弹性体、空气、纤维、泡沫、凝胶和水等材料制成,适用于由于病情或治疗需要采取特殊制动体位或卧床的患者,随着医疗技术的发展和老龄化及疾病谱的发展,大手术和复杂大手术数量增加,特别是老年患者大手术数量增加,压疮风险也增加。研究发现,压疮易发生在手术后1～3天,早期表现为烧伤或擦伤,常见区域为骶骨区、足跟或肘,因此,术中使用特殊的垫子和泡沫预防压疮效果显著,建议同时有糖尿病、年龄大(≥70 岁)、肥胖的患者术中需要额外的垫子来保护。完全不能活动的患者,将足跟抬离床面,或使用枕垫和泡沫等调位装置,避免骨性隆起与其他物体直接接触(Singapore Minister of Health,Mar 2001;EPUPA,2008);对手术时间≥5 h、低温手术、心脏手术者建议除了受压部位使用减压敷料外,术中还需使用特殊垫子减压(指南制定小组,建议水平=GPP)。不要使用环状物作为减压装置(C 级,IV 水平)。

足跟部减压:与其他骨性隆起比较,足跟有更高的接触面压力,并且很难分散。研究测量足跟压力为 40~100 mmHg,提示足跟需要额外的保护。使用枕头压在腓肠肌下而保证足跟离开床面,从而可有效地降低足跟接触面压力。

不要使用灌水的手套作为减压装置(B 级,IIIb 水平)(Singapore Minister of Health,Mar 2001;EPUPA,2008)。

本章节重点介绍 OKL 手术体位垫,由高分子聚氨酯弹性体制成,有良好的柔软性和抗压减震功能,对手术患者的不同体位给予支持和保护,维持手术患者体位的稳定舒适,能最大限度分散压力,减少和避免压疮的形成及神经的损伤。

(1)俯卧专用头枕:患者的头部和面部同时得到均匀和稳定的支撑,两旁的设计方便麻醉管路和呼吸管路的安置,广泛用于神经外科、泌尿外科、骨科等手术时,还适合眼科手术后有俯卧要求的患者使用(如图 6-39、图 6-40)。

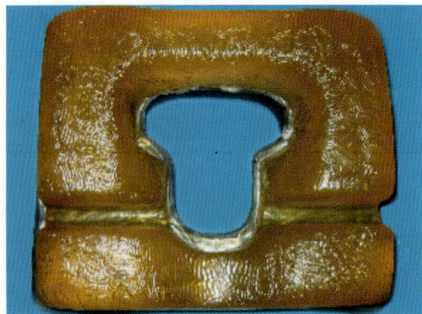

图 6-39　俯卧专用枕产品

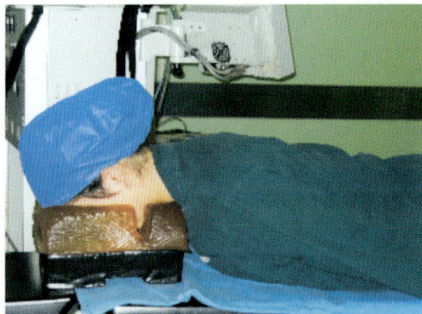

图 6-40　患者使用俯卧专用枕

(2)斜坡型双腿垫:双腿垫最多用于大隐静脉手术,利用特有的双凹外形设计,帮助术者腿部处于最佳的手术体位,简单、方便、舒适,可免除腿部长时间受压(如图 6-41、图 6-42)。

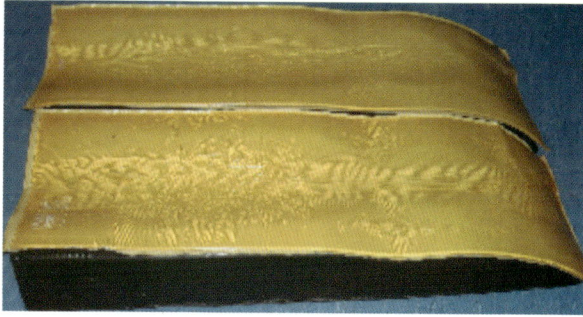

图 6 - 41　斜坡型双腿垫产品

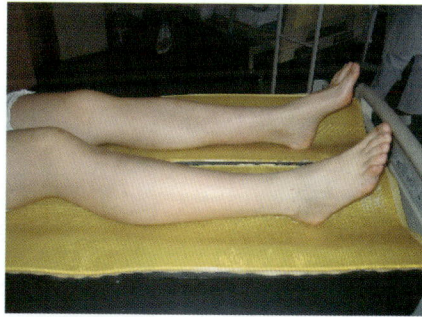

图 6 - 42　患者使用斜坡型双腿垫

（3）半圆形体位垫：半圆形的平面和平底的设计用于仰卧位手术者,将其置于双膝下以减少压力。仰卧位时用于足跟部,也可将足跟抬离床面,防止足跟压疮（如图6-43、图6-44）。

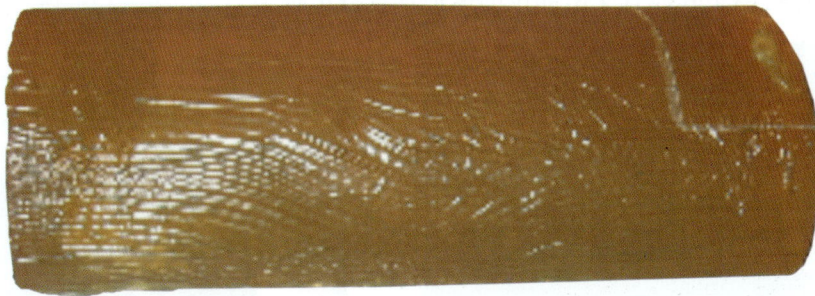

图 6 - 43　半圆形体位垫产品

参 考 文 献

［1］EPUAP. Development of pressure ulcer prevention clinical guideline. 2008,1～5

［2］Singapore Minister of Health. Prediction and prevention of pressure ulcers in adults. Singapore：Singapore Minister of Health，Mar 2001

［3］姜红卫. 高密度海绵床垫在脊柱骨折并截瘫患者中的应用. 现代医药卫生,2008,24(16):2458

［4］张燕萍,丁军,肖细桂等.压疮防治床垫压力选择的研究.当代护士,2008,(5)84～85

［5］叶磊,廖燕等. 气垫床对卧床患者局部受压程度的影响. 中华护理杂志,2007,42(4):963、073

［6］廖燕,叶磊,李水英等.交替性减压气垫床对重症患者皮肤减压效果的研究.护士进修杂志2006,21(12):1132～1133

［7］刘小申,姜晓艳,杨丽霞.防治骶尾部压疮床垫的制作与应用.技术·方法,2006,12(9):68

［8］何斐英,陆关珍,韦小花. 水垫减压和吹风驱潮在骨盆骨折压疮预防中的应用.护士进修杂志,2006,21(3):270～272

［9］陈金华,杨华英,唐晨曦等. 海绵垫预防压疮的探讨. 川北医学院学报,2003,3,931～941

［10］黄耀婵.应用Y—P型压疮垫预防压疮的护理体.右江民族医学院学报,2002,30(6):562

［11］尹文贤. 槽式海绵垫在临床护理中的应用. 中日友好医院学报,1998,12(6)

第七章
皮肤护理实践指南

一、皮肤护理的定义

皮肤护理是指采取护理方法和工具保持皮肤的完整性,促进皮肤健康,以满足患者身体清洁的需要,促进生理和心理的舒适,增进健康。

二、皮肤的评估

皮肤评估可为采取针对性护理措施和评价结果提供依据。评估内容为全身皮肤的完整性、颜色、弹性、温度及感觉等(蒋琪霞,2004),对于骨突部位需要每 2 h 查看有无发红、破溃等。对于皮肤水肿、出血点、发绀、温度降低、皮肤感觉下降或丧失、出血等导致的低血压、患者应用抗凝剂导致的出血倾向等特殊状况均判断为"皮肤质量不良"(Inge G. P. 2007)。对于压疮发生危险计分显示危险状态的患者建议每班检查一次皮肤状况,并在护理评估及措施中有记录。失禁和营养状况不良都是额外增加压疮发展的危险因子(A 级,Ⅰb 水平)(Singapore Minister of Health,2001;EPUAP,2008)。

三、皮肤问题分析

1. 内源性问题

(1)感知功能障碍:因为意识水平下降或使用镇静剂后体表大部分痛觉能力受限,表现为对压力、疼痛刺激、冷热等反应能力差或无反应。

(2)皮肤抗压能力下降:因糖尿病、水肿、消瘦、血小板计数低、动静脉栓塞等疾病导致皮肤弹性下降,抗压能力也随之下降。

2. 外源性问题

(1)经常潮湿:多根引流管,管周有侧漏,引流液刺激皮肤;出汗、排便(尿)等使皮肤经常暴露于潮湿环境中。

(2)摩擦力和剪切力增加:床头抬高大于 30°;需要协助才能移动身体;移动时未完全托起身体,使皮肤与床单表面产生摩擦力;患者坐床上或椅子时经常出现向下滑动;存在肌肉痉挛、收缩或躁动不安等容易产生摩擦力的因素。③医嘱制动:医师因疾病需要下医嘱要求禁止翻身、移动等,使骨突处持续受压时间大于 2 h、潮湿不能及时更换等。

3. 综合因素——压力

危重患者大都存在局部压力增加的因素。持续的局部压力可影响受压区域的血供,静脉回流障碍,当皮肤遭受到 32 mmHg 以上的外力压迫,微血管内的血液流动便会被阻断而导致皮肤无法获取维持正常功能所需的养分及氧气,此时,细胞组织便开始产生缺血坏死。11 mmHg 的压力长时间作用就可使偏瘫患者的毛细血管阻塞,而发生组织损害。卧床或被限制在椅子上和肢体痉挛都是发生压疮的重要危险因素。

图 7-1 是压疮好发部位图解:黑色条块部分代表平卧位时压疮的好发部位,灰色条块代表侧卧位时压疮的好发部位,白色条块代表俯卧位时压疮的好发部位。

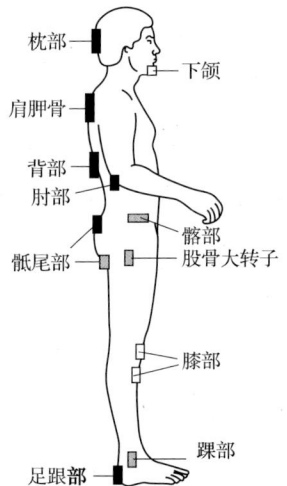

图 7-1 压疮的好发部位

四、皮肤护理措施

1. 皮肤清洗

皮肤清洗包括去除皮肤上的污染物和分泌物。维持皮肤清洁是促进皮肤健康的每日护理目标。住院患者皮肤应常规每日清洗,皮肤污染时应随时清洗。清洗时,用与体温相近的温水和温和的清洗剂以减少皮肤刺激和干燥(C 级,Ⅳ 水平)(Singapore Minister of Health,2001;EPUAP,2008),或选择刺激性小、去污力强、不影响皮肤呼吸的清洗液清洗皮肤。住院患者皮肤清洁要求如下:

(1) 每日用温水清洁皮肤,老年、儿童和水肿患者清洗皮肤时勿用力擦洗,以免摩擦力过大损伤皮肤。

(2) 大小便失禁者应随时清洗和更换。不可让患者直接卧于橡胶单或塑料布上。床铺应保持清洁、干燥、平整、无碎屑。

(3) 长期卧床的患者应每日进行全身擦浴,Braden 计分<12 分者,除有减压措施(如每 2 h 变换体位一次、受压部位贴减压敷料、使用减压垫)和班班交接受压部位皮肤情况外。温水擦浴至少每日一次,包括会阴部、腋下、腹股沟等部位,擦洗的同时帮助患者进行关节运动,维持关节活动性和肌肉张力,促进血液循环。

2. 皮肤保护

减少患者局部受压:对活动能力受限的患者,定时被动变换体位,每 2 h 一次。受压皮肤在解除压力 30 min 后压红不消褪者,应该缩短翻身时间。

(1) 对感觉障碍的患者:慎用热水袋或冰袋,防止烫伤、冻伤。

(2) 干燥皮肤的保护:皮肤和伤口角质层保持足够水分有助于防止机械性外伤,干燥的皮肤易受损伤,因此对皮肤干燥的患者指导水分摄入的同时,建议使用润肤剂。降低可导致皮肤干燥的环境因素,如冷环境中的暴露(C 级,Ⅳ 水平)(Singapore Minister of Health,2001;EPUAP,2008)。

(3)潮湿皮肤的保护:潮湿一般来源于汗液、尿液、粪液、伤口分泌物等体液,潮湿的皮肤使微生物更易生长,更易受到压力和摩擦力的损伤。当患者有排尿、排便失禁及伤口分泌物分泌过多时,应垫柔软、吸水性好的成人纸尿垫或软布垫。减少由于皮肤挥发、失禁和伤口引流而引起的皮肤潮湿。当皮肤潮湿无法控制时,可垫床垫,并经常性应用局部保护剂(C 级,Ⅳ 水平)(Singapore Minister of Health,2001;EPUAP,2008)。

(4)躁动者有导致局部皮肤受伤的危险,可用透明贴膜予以局部保护。

(5)限制在椅子上的患者,使用泡沫、空气垫或凝胶垫,有危险的患者应该减少在椅子或轮椅上就座的时间,指导他们每 15 min 变换一次体位(Langemo Diane,2003)。

(6)排便(尿)失禁患者的皮肤保护:除随时洗净抹干外,还需注意保护皮肤,设法减少对皮肤的损害。

方法 1:无痛保护膜(黄漫容,2007)

适用于大便失禁、女性排尿失禁、引流液多难以控制患者。

温水洗净大小便浸渍的皮肤后,用生理盐水棉球清洗,纱布抹干。如皮肤已经出现糜烂或溃疡,应先用生理盐水棉球洗净大小便浸渍的皮肤,干棉球抹干,在患处涂上薄薄一层溃疡粉,然后将无痛保护膜距离患部 15～20 cm 喷洒,30 秒喷膜干燥后再喷一次。涂粉和喷膜的次数视患者失禁程度和皮肤情况而定,一般每日 2～6 次(图 7-2)。轻度病例则只需洗净、拭干局部后,在粪(尿)浸渍处喷无痛保护膜。24 h 排便小于 8 次者,只需喷 1 次;24 h 排便 8 次以上,则需每 8 h 喷一次。

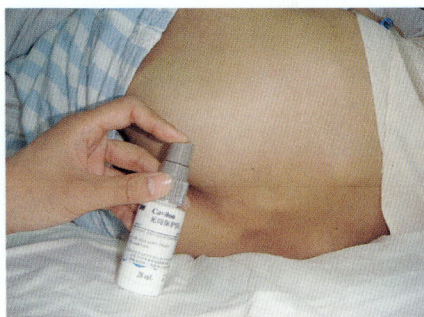

图 7-2　局部喷无痛保护膜

方法 2:一次性保鲜袋

适用于男性排尿失禁患者:用一次性保鲜袋行假性导尿,2 h 更换一次,观察局部皮肤有无浸渍,随时清洗局部。

方法 3：便洁袋

适用于排便失禁、腹泻的患者(图 7-3、图 7-4)。

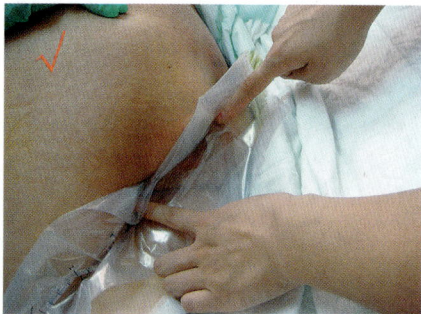

图 7-3　贴便洁袋

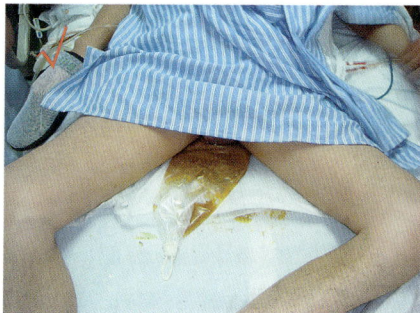

图 7-4　使用便洁袋

以下是便洁袋使用操作步骤：

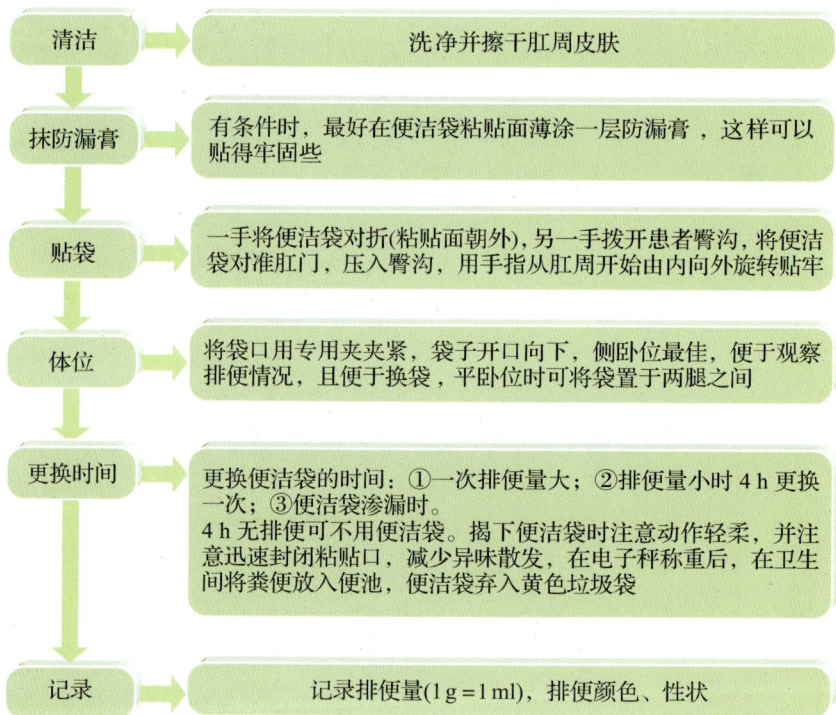

清洁	→	洗净并擦干肛周皮肤
抹防漏膏	→	有条件时，最好在便洁袋粘贴面薄涂一层防漏膏，这样可以贴得牢固些
贴袋	→	一手将便洁袋对折(粘贴面朝外)，另一手拨开患者臀沟，将便洁袋对准肛门，压入臀沟，用手指从肛周开始由内向外旋转贴牢
体位	→	将袋口用专用夹夹紧，袋子开口向下，侧卧位最佳，便于观察排便情况，且便于换袋，平卧位时可将袋置于两腿之间
更换时间	→	更换便洁袋的时间：①一次排便量大；②排便量小时 4 h 更换一次；③便洁袋渗漏时。 4 h 无排便可不用便洁袋。揭下便洁袋时注意动作轻柔，并注意迅速封闭粘贴口，减少异味散发，在电子秤称重后，在卫生间将粪便放入便池，便洁袋弃入黄色垃圾袋
记录	→	记录排便量(1 g＝1 ml)，排便颜色、性状

方法4:造口袋的使用(黄漫容,2008)

适用于排便失禁或腹泻患者:选择底盘柔软的造口袋(康乐保LC168),清洁肛周皮肤并擦干,肛周与造口袋接触部位薄涂一层防漏膏,将造口袋反对折贴于肛周,先从肛周臀沟处贴起,慢慢压紧。8 h更换一次(图7-6)。

五、病例使用举例

1. 连续血压监测的患者

监测血压的袖带需随时撤除,以免影响肢体血液循环,避免袖带粘合扣摩擦皮肤致破溃而导致压疮(图7-7)。

2. 面罩吸氧患者

面罩吸氧的患者需在耳后贴抗过敏透气胶布,应避免固定带压迫耳廓引起压疮。在鼻部贴减压贴,防止鼻部压疮(图7-8~图7-11)。

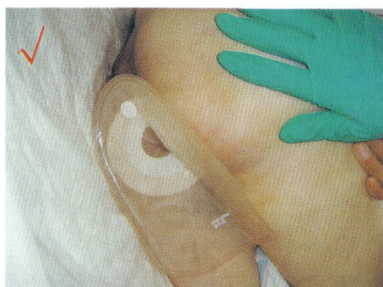

图7-6 造口袋的使用

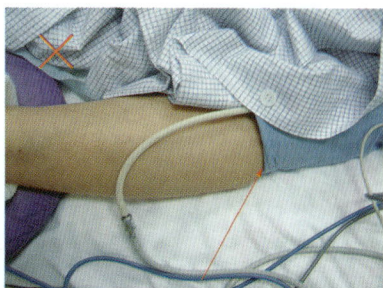

图7-7 血压袖带摩擦可能导致压疮

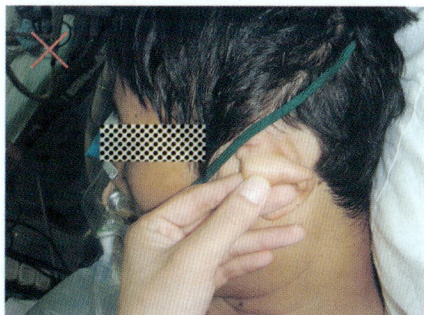

图7-8 面罩固定带引起耳廓压疮

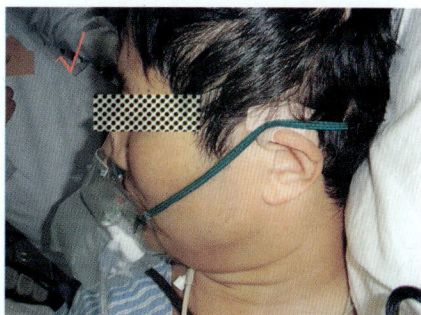

图7-9 贴透气胶布预防压疮

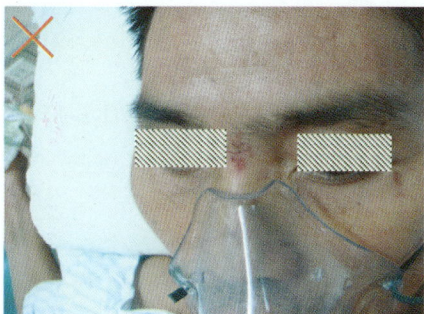

图7-10 长时间面罩压迫可导致鼻部压疮

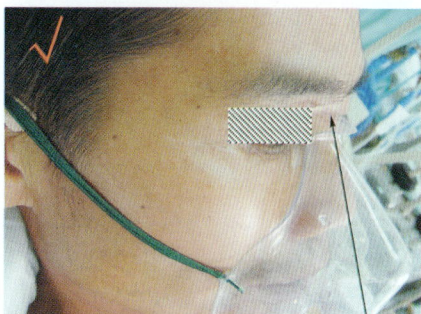

图7-11 局部贴减压贴可预防压疮

99

3. 多根引流管的患者

避免引流管接头处压迫患者肢体造成破溃,因此,在患者肢体下方垫放脚(手)圈,可将肢体与引流管隔开,避免压迫导致压疮(叶向红,2007)(图 7 - 12、图 7 - 13)。

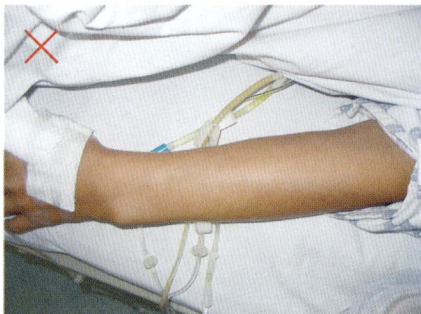

图 7 - 12　引流管接头可能压迫皮肤

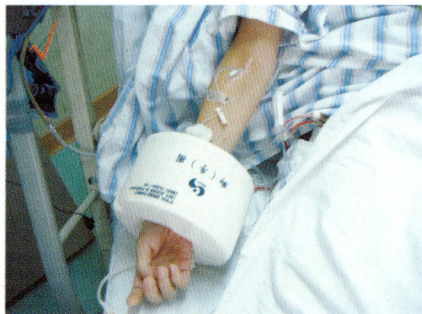

图 7 - 13　手圈可预防引流管压迫皮肤

4. PEG/J(经皮内镜下胃/空肠造口管)的固定(叶向红,2007)

将 5cm × 7cm 康惠尔透明水胶体片状敷料从中间"Y"形剪开,贴于 PEG/J 管腹壁穿刺出口处、垫片以下,防止垫片压迫皮肤导致的压疮,且透明敷料便于观察局部有无红肿、感染迹象(图 7 - 14、图 7 - 15)。

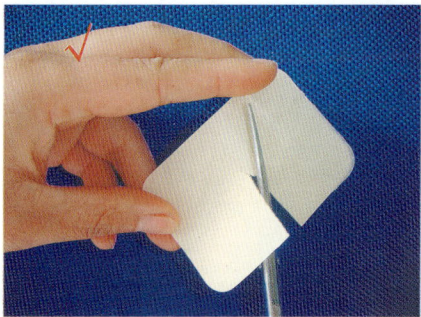

图 7 - 14　5cm × 7cm 康惠尔减压贴 "Y"形剪开

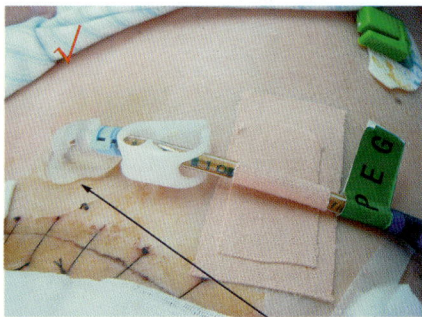

图 7 - 15　"Y"形减压贴贴于 PEG 导管 穿刺口

5. 肢体约束患者

肢体约束部位需加棉垫保护。对躁动患者进行肢体约束时,不能直接捆绑患者,可用带柔软衬垫的约束带或约束手套,避免约束带摩擦患者皮肤,同时加用床档保护具,防止患者磕伤或四肢皮肤擦伤(如图 7 - 16、图 7 - 17)。

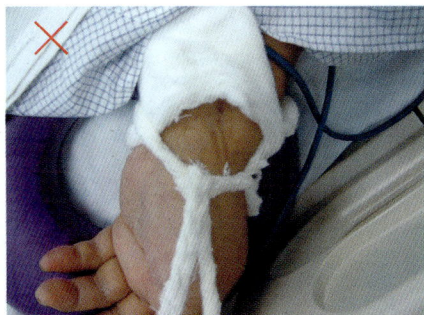

图 7 - 16　不正确的手部约束

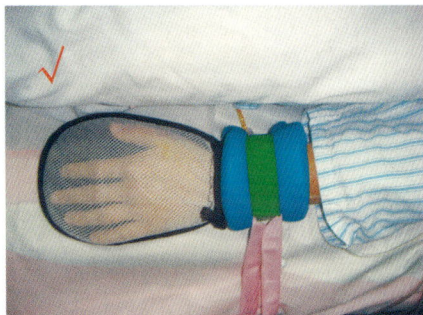

图 7 - 17　正确的手部约束

6. 机械通气患者

气切局部伤口周围要衬垫纱布，防止颈部擦伤，同时避免通气管路置于患者胸前对皮肤造成损伤。机械通气患者病情危重，往往采用被动或被迫卧位（如预防呼吸机相关肺炎要求 40°～45°体位），且经常坐起、拍背，这些将会增加骶尾部压力和剪切力，须告知家属。并使用预防下滑的体位垫和在骶尾区使用果酸垫（OKL）加强减压。

六、效果评价

皮肤护理的效果可从以下几个方面进行评价：

1. 预防皮肤破溃计划执行情况。护士根据评估结果制定相应的预防皮肤破溃护理计划，充分体现个体化特点，符合疾病及个体化要求。在制定和执行计划过程中护士要经常与患者家属及其照顾者交流，传授皮肤清洁、保护的技巧和方法，并作明确分工。护士定期评估、修订护理计划，将执行情况作护理记录。

2. 皮肤护理质量标准：皮肤清洁、干爽、无异味、完整无损伤。

七、皮肤护理注意事项

1. 禁止按摩。传统观念认为，按摩可刺激血液循环，有助于预防压疮。但大量证据表明，按摩骨隆突处的皮肤对人体组织有潜在的破坏作用，原因是按摩区域血流量减少、温度降低，因此，提出有压疮发生危险的区域禁止按摩（B级，Ⅲ水平）（Duimel-Peeters IG，2006）。

2. 不要使用环状物作为减压装置。圆环状设备（例如环状垫子、气圈）可造成静脉淤血和水肿，有可能引起压疮（Duimel-Peeters IG，2007）（图 7 - 18、图 7 - 19）。

3. 擦洗勿用力过度。将皮肤擦得发红，摩擦力会伤害皮肤。

4. 出汗多时或容易潮湿的部位，清洁后不能拍爽身粉等粉剂，因粉剂容易堵塞毛孔。

5. 保持床单位平整无遗留物。每日上下午整理、清扫床单位，做治疗、护理工作时避免针头帽、引流管套、延长管等盖帽遗留在病床上，以防压伤患者皮肤（图7-20、图 7-21）。

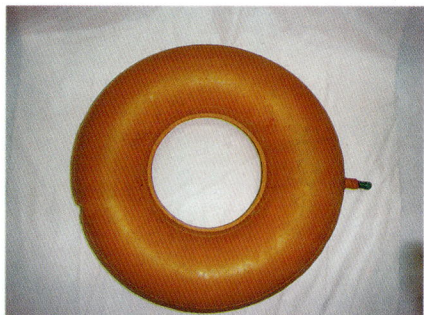

图 7 - 18　圈形垫子使中央组织的血流
　　　　　量减少

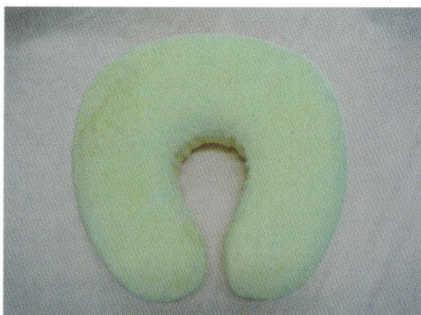

图 7 - 19　马蹄形垫子效果有待于观察

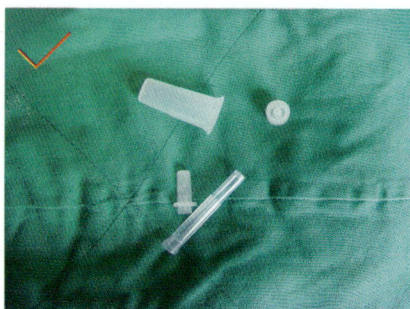

图 7 - 20　床上遗留物可能导致压疮

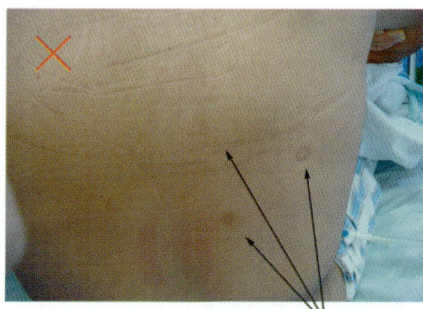

图 7 - 21　床上遗留物可能压迫皮肤

（叶向红）

参考文献

[1] EPUAP . Development of pressure ulcer prevention clinical guideline,2008,1~5

[2] Inge GP, Duimel-Peeters, Ruud JG, et al. The effectiveness of massage with and without dimethyl sulfoxide in preventing pressure ulcers：A randomized，double-blind cross-over trial in patients prone to pressure ulcers. International Journal of Nursing Studies，44（2007）：1285~1295

[3] Duimel-Peeters IG，Halfens R，Ambergen AW，et al. The effectiveness of massage with and without dimethyl sulfoxide in preventing pressure ulcers：a randomized，double-blind cross-over trial in patients prone to pressure ulcers. Int J Nurs Stud，2007，44(8)：1285~1295

[4] Duimel-Peeters IG，Hulsenboom MA，Berger MP,et al. Massage to prevent pressure ulcers：knowledge，beliefs and practice. A cross-sectional study among nurses in the Netherlands in 1991 and 2003. J Clin Nurs，2006，15(4)：428~435

[5] Langemo Diane，Baranoski Sharon. Key points on caring for pressure ulcers in home care.

Home Health Care Nurse，2003，21(5)：309～315

［6］Singapore Minister of Health. Prediction and prevention of pressure ulcers in adults. Singapore：Singapore Minister of Health，2001

［7］黄漫容，郭少云，黄婉琳. 造口袋对大便失禁患者皮肤保护的效果观察. 解放军护理杂志，2008，25(3)：46

［8］黄漫容，叶新梅，吴少云. 大小便失禁患者两种皮肤保护方法疗效观察. 现代护理，2007，13(1)：26～27

［9］叶向红，李维勤，彭南海. 重症急性胰腺炎外科引流的观察与护理. 护理研究，2007，21(5)：1339～1341

［10］叶向红，彭南海，虞文魁. 腹腔间室综合征伴 ARDS 患者的机械通气护理. 中华护理杂志，2007，42(3)：211～213

［11］苏红霞，罗友昌. ICU 机械通气患者出现皮肤问题的原因和对策. 安徽医药，2007，11(5)：467～468

［12］崔焱. 护理学基础. 北京：人民卫生出版社. 2008

［13］蒋琪霞. 伤口护理临床实践指南. 南京：东南大学出版社，2004

肠外补充营养液。为患者制定饮食计划时,应根据疾病情况予以考虑。

(1) 有贫血、低蛋白血症及腹水患者:除输注全血、血浆和白蛋白外,还应通过膳食补充足够能量和增加蛋白质的摄入,以增加皮肤弹性。

(2) 高血压患者:需在药物治疗控制血压的同时给予低盐、低胆固醇饮食,饮食宜清淡。

(3) 糖尿病患者:必须按糖尿病要求供给膳食,配合药物治疗,使患者血糖接近正常水平,避免糖尿病足及皮肤感染的发生。

(4) 肝功能不全患者:给予高能量、高蛋白、低脂肪膳食,充分补给各种维生素,多吃新鲜蔬菜和水果,促进肝细胞再生,恢复肝脏解毒功能,减少胆红素等对皮肤的刺激。

(5) 肾功能不全患者:需依据患者病情给予高能量、低蛋白、低盐膳食,遵医嘱控制水分摄入。减轻和避免水肿发生,降低压疮发生的几率。

围手术期食谱举例(吴国豪,2006):表 8-1。

表 8-1　围手术期食谱

早餐	牛奶 250 ml,煮鸡蛋 50 g,酱猪肝 50 g,发糕 100 g
午餐	米饭 150 g,汆丸子(瘦猪肉 50 g,鸡肉 50 g),白菜炒豆腐(白菜 150 g,豆腐 100 g)
晚餐	馒头 150 g,鸡蛋炒番茄(鸡蛋 50 g,番茄 150 g),虾仁炒黄瓜(鲜虾 100 g,黄瓜 100 g)
加餐	牛奶 250 ml,蛋糕 50 g
能量	11.2 MJ(2 684 kcal)　　　　蛋白质 131.6 g(20%)
脂肪	83.5 g(28%)　　　　碳水化合物 351.8 g(52%)

2. 出现下列情况之一时,应提供肠外或肠内营养支持:①近期体重下降大于正常体重的 10%;②血清白蛋白<30 g/L;③连续 7 天以上不能正常进食;④已明确为营养不良;⑤可能产生营养不良或手术并发症的高危患者(黎介寿,1993)。

3. 了解患者皮肤营养状况,如皮肤弹性、颜色、温度、感觉。及时合理的营养支持对改善患者的营养状况,增强机体抵抗力及皮肤的屏障功能有重要作用。无明显消化功能障碍者,均采用肠内营养。根据患者的体重及有无糖尿病和胃肠功能情况制定相应的营养方案。

4. 因病情需要不能口服饮食者,首选鼻饲营养。流质饮食以牛奶、混合奶、菜汁、果汁为主,使用注射器自胃管注入,每 2 h 一次(白天)。高热量半流质饮食作为停止鼻饲至恢复普通饮食之间的过渡饮食,一般以鸡蛋羹、肉末、面片为主,每餐50 g,每日 5~6 餐,保证热量。

5. 肠内营养

(1) 肠内营养制剂种类(叶向红,2003):见图 8-3。

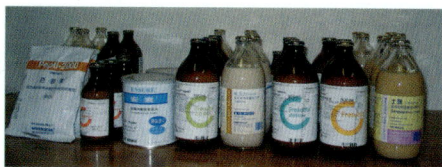

图 8-3　肠内营养制剂的种类

①要素膳：是以氨基酸和短肽（水解蛋白）为氮源的肠内营养制剂。氨基酸为氮源的制剂有：爱伦多、维沃；短肽为氮源的制剂有：百普素、百普力。特点：无需或只需少许消化，易吸收，无渣。适用于胃肠道功能障碍者。

②非要素膳：是以整蛋白为氮源的肠内营养制剂，整蛋白是尚未被消化分解的蛋白质，因此需要患者有一定的消化能力。种类有：匀浆膳；含牛奶配方：混合奶；无乳糖配方：能全达；以酪蛋白为氮源：能全力；以大豆蛋白为氮源：安素、瑞素。含膳食纤维配方：能全力；不含膳食纤维配方：能全素、瑞素、安素。MCT 含量较高：能全达、瑞先；MCT 含量正常：能全力。

③组件膳：是提供特殊营养成分的肠内营养制剂。例如：蛋白质组件（蛋白粉、谷氨酰胺），糖类组件，脂肪组件（鱼油），维生素组件。

④组织特异性营养因子：膳食纤维；n-3 多不饱和脂肪酸：减少前列腺素、白三烯、IL-1 和 TNF 释放，减轻血管收缩和炎症反应。谷氨酰胺：维持肠黏膜屏障的稳定性；谷氨酰胺还是谷胱甘肽的重要来源，而后者是重要的氧自由基清除剂；谷氨酰胺与蛋白质代谢密切相关。

⑤专病营养：创伤用营养、肝功能障碍用营养、肺疾患用营养、糖尿病用营养（瑞代，益力佳）、先天性 AA 代谢缺陷症专用营养。

（2）肠内营养的途径（倪元红，2008）：图 8-4。

107

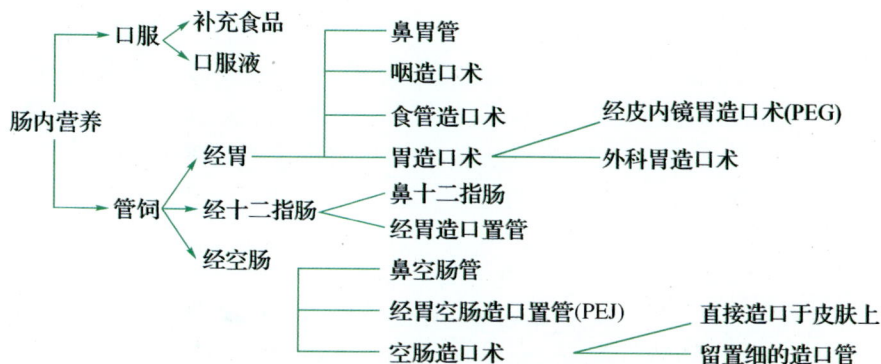

图 8-4　肠内营养途径示意图

（3）肠内营养输注方法（图 8-5）

①推注法：将一定的营养制剂在一定时间内用注射器（容量＞50 ml）缓慢推注，速度不能快于 30 ml/min。

②间歇滴注法：即 24 h 循环滴注，但其间予以休息。这种方法可让患者有较大的活动度。

③夜输注法：患者晚上输注白天不输。此法作为口服摄入不足的补充是很有用的，但应注意避免给予过多的液体量。

④连续输注法：不间断输注肠内营养，最长可达 24 h。最好能用喂养泵输注，若无条件也可采用重力滴注法。

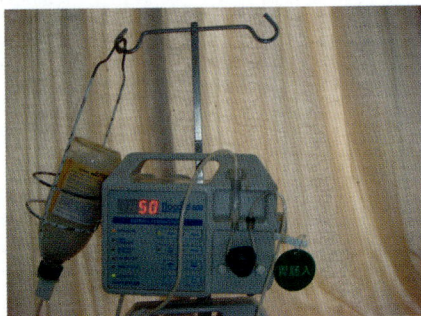

图 8-5　肠道输入时需用营养泵匀速输入

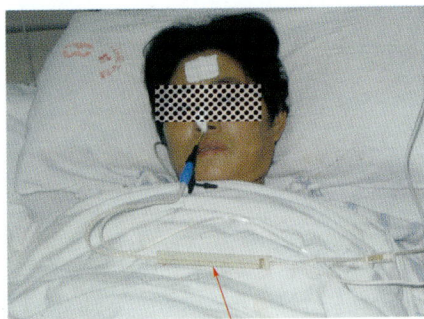

图 8-6　用加温器给肠内营养加温

（4）肠内营养输注原则

①从低浓度、低速度开始，从每小时 5～50 ml，逐渐增至每小时 100～120 ml。

②温度控制在 35～37 ℃，可用输液加热器控制营养液的温度，如温度过低会引起并发症（图 8-6）。

③喂养管要固定牢靠，保持通畅，定时以温水或盐水冲洗管道，药物必须碾碎。堵管可用 2%碳酸氢钠、尿激酶、温开水、导丝等方法联合应用，使导管再通。

④半卧位，防止误吸：对吞咽和咳嗽反射减弱、胃排空不良者要防止反流、误吸的发生。要求喂养管尖端超过幽门，尽量采用 30°～45°半卧位喂养，控制速度。一旦发生误吸应立即停止输注，鼓励患者咳嗽，清除气管内液体或颗粒（图 8-7）。

（5）肠内营养支持的监护（叶向红，2003）

①观察生命体征的变化，准确记录输入、排出量，尤其是尿量和胃肠道丢失量，以作为次日输入量的参考。

②每周测定血浆蛋白、体重、上臂臂围等参数，以评估营养状况。

③营养支持期间的实验室检查：严密监测血电解质和肝、肾功能及动脉血气分析，及时了解有无电解质紊乱、酸碱平衡失调，以便及时处理。

④营养支持中监测血糖、尿糖，每日测定 24 h 尿氮、肌酐、电解质。

⑤注重健康教育，协助功能锻炼：营养支持期间做好患者及家属的健康教育，教

108

会肠内营养护理的方法。良好、有效的功能锻炼才能促进营养的吸收,使营养物质变为瘦肉体在体内储存,增强机体免疫功能。应帮助患者制定功能锻炼计划,从床上活动、搀扶下床、病室内走动、上下楼梯等,逐渐增加活动强度(图8-8、图8-9)。

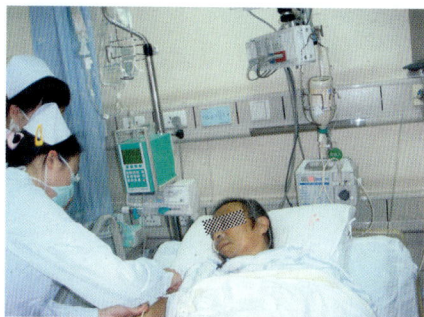

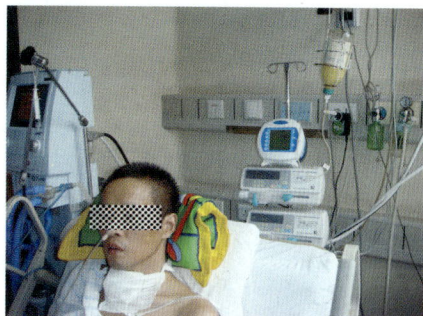

图 8-7　30°~45°半卧位预防误吸

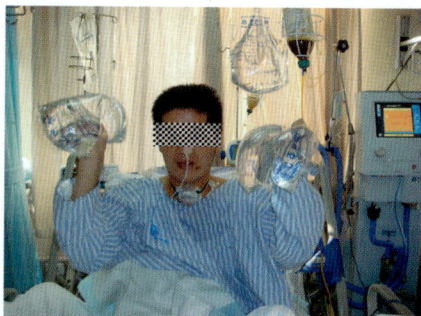

图 8-8　床上功能锻炼

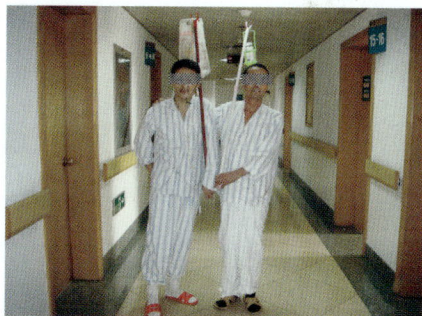

图 8-9　下床功能锻炼

109

四、效果评价

营养支持的时间视病情而定,一般以病情稳定、恢复经口饮食并能获得足够的营养为标准(蒋琪霞,2003)。

1. 营养计划的实施和教育。对实习护士、患者及照顾者进行饮食与营养的教育,保证营养计划的落实,对计划不能实施者要及时与医师沟通,修订营养治疗方案。单纯的体重增减可能与患者体内组织间液增加或减少有关,判断营养支持的效果最好使用机体组成分析仪来监测,动态观察体内蛋白质、脂肪、肌肉、水分等的增减情况。

2. 告知患者营养不良可能对机体造成的危害,可能的情况下鼓励患者经口进食,让患者及家属充分认识口服营养或肠内营养对维护肠道屏障功能的重要意义,以及口服饮食的患者保持均衡饮食对恢复健康的意义。

表8-2　鼻饲、肠内营养护理质量评价表

考核人：_____　　考核日期及时间：_____

导管固定(20分)		管道护理 (25分)			营养输注 (30分)				其他(25分)		
导管固定符合规范	导管固定牢固、美观、舒适	导管在位通畅	定时冲管	冲管液及方法符合要求	温度符合要求	速度符合要求	出入量及不良反应观察记录准确	护士了解肠内营养的目的、途径	护士知晓肠内营养并发症、不良反应及处理原则	病人了解肠内营养的目的和途径	病人知道肠内营养期间的配合事项
10分	10分	10分	7分	8分	10分	10分	10分	8分	8分	4分	5分

五、注意事项

原来营养良好的患者患严重疾病时,因处于应激状态而出现分解代谢增强与营养素摄取量不足,但人体测量的数据往往正常,临床上易忽视这种类型,只有通过内脏蛋白与免疫功能测定才能诊断,因此,危重疾病患者多数需要营养支持,并有相应的压疮预防措施。压疮危险营养管理:成年患者摄取热量必须为 30～35 kcal/(kg·d),蛋白质为 1.5～2.0 g/(kg·d),每日供给维生素 C 100 mg,胡萝卜素 3 mg,维生素 B_1 5mg,维生素 B_6 6 mg。成人水及电解质摄入量:水 25～30 ml/kg(每日 2 000～2 500 ml);钠每日 100～120 mmol;钾每日 80 mmol;钙每日 20 mmol;镁每日 30 mmol,磷酸盐则为每日 30～45 mmol。主要测量指标是血清白蛋白和血红蛋白,治疗前至少分别达到 35 g/L 和 11 g/L 以上。

(叶向红)

参 考 文 献

［1］ Barrat E. Pressure sores：putting risk culatos in their place. Nursing Times，1987，18：65

［2］ 倪元红. 经皮内镜下胃/肠造口置管的护理进展. 解放军护理杂志，2008，25（3）：140～142

［3］ 叶向红，倪元红，王新颖. 外科危重患者肠内营养支持的观察和护理. 肠外与肠内营养，2003，10（4）：250～252

［4］ 蒋琪霞，耿利琼，洪志坚. 伤口护理中的营养护理实践. 医学研究生学报，2003，16（2）：127～128

［5］ 吴国豪，吴肇汉. 实用临床营养学. 上海：复旦大学出版社，2006

［6］ 曹伟新，李乐之. 外科护理学. 北京：人民卫生出版社，2005

［7］ 黎介寿. 围手术期处理学. 北京：人民军医出版社，1993

参考文献

[1] 叶志霞. 医院护理风险预警体系的构建. 解放军医院管理杂志,2008,15(1):41～42

[2] 蔡雪华,易冬娟. 改进压疮报告流程在压疮护理管理中的应用. 护士进修杂志,2008,23(6): 494～694

[3] 禹冬梅,薛旗山. 压疮预警监控机制预防无创呼吸机所致压疮的护理体会. 护理与康复, 2008,11(7):1180～1181

[4] 张萍,陈海燕. 压疮监控网络的建立和应用. 护理研究,2008,22(8):2126

[5] 许苹,杨兴辰,连斌等. 医院风险管理预警体系的构建研究. 中华医院管理杂志,2007,23 (5):313

[6] 吴月凤,来娟,潘亮等. 探讨护理风险预警系统的构建及应用. 上海护理,2007,7(6):61～63

[7] 段晓侠. 应用 Braden 评分法预警干预褥疮发病的护理观察. 实用全科医学,2007,5(10)039～ 139

[8] 王惠,袁仁霞. 褥疮的循证护理. 华西医学,2007,22 (4):896～996

[9] 成静,程英串,杨靖华等. 癌症晚期压疮高危病人及家属及健康教育. 护理研究,2007,21(3): 806～807

[10] 许苹,孔令曼,秦婷等. 建立医疗风险预警机制的若干构想. 中国卫生质量管理,2006,13(1):9～11

[11] 王羽. 建立医疗风险监测预警体系,提高医疗质量,保障病人安全. 中国循证医学杂志,2006,6 (1):1～2

[12] 张雪梅. 预警干预在护理骨折患者中的应用. 现代护理,2006,12(4):315～316

[13] 王泠,郑修霞,王杉等. 174 名临床护士掌握压疮预防知识的现状调查. 中国护理管理,2006, 6(1):21～23

[14] 闫美琴,郗艳英,李财花等. 对老年住院病人看护者进行压疮知识教育. 护理研究,2006, 20 (26)

[15] 罗辑. 互助式预防压疮健康教育方式探讨与效果. 中国康复理论与实践,2006,12(2):146～147

[16] 张雪梅,蒙小燕. 预警干预护理在预防骨科卧床患者褥疮发病中的应用. 现代护理,2006,12 (4):315

[17] 罗云,宫运华,宫宝霖等. 风险预警管理技术与方法研究. 中国职业安全健康协会,2005 年学术年会论文集,2005.5

[18] 刘翠萍. 推行"零缺陷"管理,减少医患纠纷. 临床医药实践杂志,2005,14(7):560

[19] 操静,石兰萍,潘莉等. 预警干预预防普外科住院患者压疮的研究. 护理学杂志,2005,20(4): 15～17

[20] 谢小燕,刘雪琴. 对护士压疮预防相关知识现状的调查. 中华护理杂志, 2005,40(1):67～68

[21] 杨阳. 零缺陷管理的实施. 企业改革与管理,2004,(3):50～51

[22] 廖耀玲. 褥疮知识需求调查及护理对策. 广西医科大学学报,2000,17(S1):344

第十章
骨干护士和病区护士
压疮知识培训及其评价指南

第一节　骨干护士培训及其评价

一、骨干护士的产生

骨干护士是指产生于临床各科的伤口护理小组成员或病区的护理骨干。遴选标准：有 3 年以上临床工作经验、大专以上学历的临床护士或专科护士，热爱护理工作，遵章守纪，不怕苦不怕累，乐于奉献，善于学习。筛选方法：自愿报名、科室推荐及小组考核三者相结合。自愿报名表明个人对此项工作有兴趣和热情，这是成为骨干护士的基础；科室推荐表明科室有培养此方面骨干的需求，并认为所推荐的护士能够在科内担当骨干的角色和作用；小组考核是伤口护理小组管理者通过对推荐科室压疮发生情况的分析和被推荐者参与小组活动 3 次后的表现进行淘汰式筛选，被推荐者所在科室有压疮发生高危患者并且经常有压疮患者需要护理（包括院外带入和院内发生的压疮），本人参加小组活动积极、认真，无无故缺席，学习愿望强烈，符合此标准者入选。结果：全院 44 名护士自愿报名参加，经过上述筛选，最后有 22 名护士入选，组成了伤口护理小组成员，成为全院各科预防和护理压疮的骨干护士。

二、骨干护士的培训

分理论集训和实践轮训两部分。年初制定压疮相关知识的集训计划，每月 1 次理论课（1 h），培训期 2 年。第 3 年进入伤口护理中心轮训实践，由伤口护理中心在年初制定骨干成员轮训计划表并制定每人 1 个月的轮训计划，征求各骨干科室护士长同意后，在护士长会和院内局域网上公布。轮训计划见表 10-1：

2. 刘云

在本指南中担任主编。

上海第二军医大学本科毕业,南方医科大学在职硕士。现任南京军区南京总医院护理部主任,主任护师,上海第二军医大学南京临床医学院教授。专业:护理管理。专长:肾脏病和血液透析护理。

学术任职:江苏省护理学会副理事长,江苏省护理学会内科护理专业委员会主任委员,南京市护理学会门急诊护理专业委员会主任委员。

研究方向:医院护理管理和血液透析护理。

学术成就:在公开杂志上发表论文 27 篇,参编《连续性肾脏替代治疗》和《连续性血液净化》、《肾脏替代治疗学》专著 3 本。

研究成果:获部(省)级科技和医疗成果奖 9 项,其中第一作者 5 项,分别为"不卧床持续性腹膜透析的护理"、"快速高效透析的临床护理研究"、"股静脉留置双腔导管在重症血透病人中的应用护理研究"、"CAVH 在急性肾衰中应用的临床护理研究"和"连续性肾脏替代疗法救治重症急性肾衰的护理"。

3. 刘亚红

在本指南中担任编委。

上海第二医科大学护理系本科毕业,南方医科大学硕士学位。现任南京军区南京总医院神经内科护士长,主管护师,上海第二军医大学南京临床医学院讲师。专业:神经疾病护理和管理。专长:神经内科患者的压疮预防和介入治疗配合与护理。

研究方向:先后对神经内科患者的压疮、营养及脑血管患者介入相关护理等方面进行研究。

学术成就:完成论文 8 篇,参与编写《脑血管病介入治疗学》专著 1 本。

研究成果:参与研究并获部(省)级科技和医疗成果奖 4 项,分别为"神经内科患者压疮预防和护理研究"、"膀胱穿刺置管持续引流的实用研究"、"糖尿病足溃疡预防和护理及伤口处理方法"和"脑血管介入诊断和治疗"。

4. 祁静

在本指南中担任编委。

北京医科大学护理系本科毕业。南方医科大学硕士学位。现任南京军区南京总医院肿瘤内科护士长,副主任护师,上海第二军医大学南京临床医学院副教授。专业:肿瘤护理和管理。专长:肿瘤患者的压疮预防和化疗药物外渗防护。

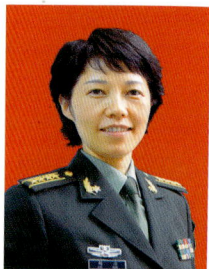

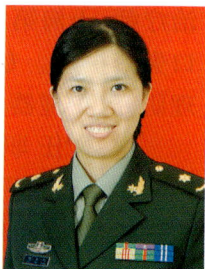

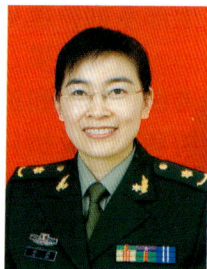

学术任职：南京市护理学会外科专业委员会肿瘤学组委员。

研究方向：先后对肿瘤病人的生活质量、健康教育的需求、Ⅳ度骨髓抑制的护理以及化疗药物外渗的防护等方面进行研究。

学术成就：完成论文十余篇，参与编写专著 5 本。

5. 程秀红

在本指南中担任编委。

上海第二军医大学本科毕业。现任南京军区南京总医院骨科护士长，主管护师，上海第二军医大学南京临床医学院讲师。专业：骨科临床护理与管理。专长：骨科围手术期护理、压疮预防。

研究方向：骨科围手术期护理、压疮预防。

学术成就：以第一作者在公开杂志上发表论文 7 篇。

6. 叶向红

在本指南中担任编委。

上海第二军医大学本科毕业，副主任护师。现任南京军区南京总医院普通外科研究所 ICU 护士长，上海第二军医大学南京临床学院副教授。专业：外科危重症护理和管理工作。专长：外科危重症患者的气道管理、皮肤护理、营养支持护理。

学术任职：全军重症医学专业委员会护理学组副组长，全军医学科学技术委员会战创伤专业委员会护理学分会委员。南京市护理学会危重病专业委员会副主任委员。

研究方向：外科危重患者营养支持护理、严重腹腔感染患者护理、危重患者呼吸道管理等。

学术成就：以第一作者在公开杂志上发表论文三十余篇。

研究成果：参与研究并获得部（省）级科技和医疗成果奖 2 项。

7. 仲继红

在本指南中担任编委。

上海第二军医大学本科毕业。现任南京军区南京总医院心胸外科护士长，副主任护师，上海第二军医大学南京临床医学院副教授。专业：外科危重症护理和管理。专长：心胸外科术后患者肺部和皮肤并发症的早期预防；护理器具和技术的革新与改良。

学术任职：南京市护理学会危重症护理专业委员会委员。

研究方向：心胸外科危重症患者监护、心理干预和肺部及皮肤并发症的预防。

学术成就：以第一作者在公开杂志上发表论文 15 篇，参编《实用外科重症监护与

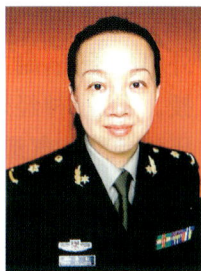

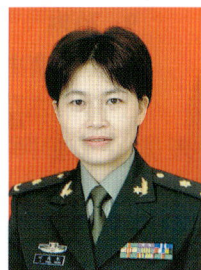

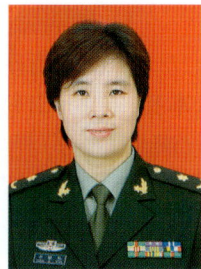

143

研究方向：医院管理、脊柱外科。

研究成果：先后获省(部)级科技成果、医疗成果十余项。

5. 刘玉秀

本指南统计学审查专家。从统计学和循证依据角度审查本指南并提出修改意见，按 AGREE 工具审查指南得分 34 分。

上海医科大学硕士毕业，现任南京军区南京总医院科研教育科科长，主任医师，上海第二军医大学南京临床医学院教授、硕士生导师。专业：医学统计和科教管理。专长：科研管理、教学管理、医学研究数据处理和统计分析。

学术任职：中国卫生信息学会统计理论与方法专业委员会常务委员、中国卫生信息学会卫生信息标准化专业委员会常务委员、中华预防医学会卫生统计专业委员会委员、全军卫生信息专业委员会常务委员、国家食品药品监督管理局新药审评咨询专家、江苏省卫生统计专业委员会副主任委员、南京军区医学情报与统计学专业委员会主任委员等。担任《医学研究生学报》、《中华男科学》、《中国临床药理学与治疗学》、《东南国防医药》、《中西医结合结直肠病学》杂志的编委。

重点研究方向：医学科研中流行病学调查设计及统计分析方法、临床试验设计及统计分析方法和医学科研管理方法。

研究成果：获部(省)级科技成果奖共 13 项，其中第一作者 4 项。以第一作者和通讯作者在公开杂志发表论文 45 篇，编写和翻译专著 25 部。

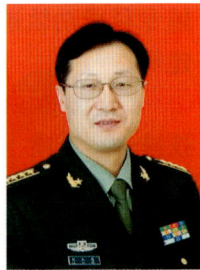

附 录 二

读者意见反馈表

尊敬的读者：

首先感谢您关注和阅读本指南。如果您有好的建议或意见，可以通过 E - mail（liluxia33@sina. com. ）联系我们，或写信给我们，地址：南京军区南京总医院门诊伤口护理中心，蒋琪霞收，邮编：210002。一旦您的建议在更新的指南中被采纳，我们将予以公开致谢。

请对下列问题如实打"√"：

1. 您对指南建议的指导性

    A. 非常满意　　　B. 满意　　　C. 不满意　　　D. 很不满意

2. 您对指南建议的可操作性

    A. 非常满意　　　B. 满意　　　C. 不满意　　　D. 很不满意

3. 您认为指南建议的方法

    A. 非常实用　　　B. 实用　　　C. 不实用　　　D. 很不实用

4. 您对指南清楚描述选择依据的标准

    A. 完全同意　　　B. 同意　　　C. 不同意　　　D. 完全不同意

5. 您认为指南的主要评估检测指标是否合理

    A. 非常合理　　　B. 合理　　　C. 不合理　　　D. 很不合理

6. 您对指南提供定期更新的步骤和准则

    A. 非常满意　　　B. 满意　　　C. 不满意　　　D. 很不满意

7. 您对指南建议内容是否考虑到健康效益、副作用和风险

    A. 非常满意　　　B. 满意　　　C. 不满意　　　D. 很不满意

8. 您对指南清楚描述涵盖的临床问题

    A. 完全同意　　　B. 同意　　　C. 不同意　　　D. 完全不同意

评论：

建议：

读者签名：　　　　　　　　单位：　　　　　　　　日期：